小児の鎮静・鎮痛ガイダンス

監修 日本小児救急医学会 医療安全委員会ワーキンググループ
編集 山本英一　新田雅彦　久我修二　林 卓郎　平本龍吾

中外医学社

編集委員

医療安全委員会委員長	山本 英一	愛媛県立中央病院小児医療センター長
WGリーダー	新田 雅彦	大阪医科薬科大学小児科・救急科/大阪医科薬科大学病院医療安全推進室室長
日本小児科学会	久我 修二	大分こども病院院長
日本小児救急医学会	林 卓郎	兵庫県立こども病院救急科
担当理事	平本 龍吾	松戸市立総合医療センター副院長

執筆者一覧（WGメンバー）・所属学会（五十音順）

スーパーバイザー	井上 信明	国立国際医療研究センター国際医療協力局人材開発部研修課課長（日本小児救急医学会）
グループリーダー	梅野 直哉	杏林大学医学部付属病院小児病棟主任/小児救急看護認定看護師（日本小児救急医学会）
	岡本 吉生	香川県立中央病院小児科部長（日本小児科学会）
	糟谷 周吾	国立成育医療研究センター手術集中治療部統括部長（日本小児麻酔学会）
	久我 修二	大分こども病院院長（日本小児科学会）
	北村 祐司	松戸市立総合医療センター麻酔科・小児医療センター小児麻酔科部長（日本小児麻酔学会）
	小林 匡	北九州市立八幡病院小児科小児救急センター長（日本小児救急医学会）
	杉澤 由香里	国立成育医療研究センター手術室看護師長/小児救急看護認定看護師（日本小児救急医学会）
	松岡 由典	神戸市立医療センター中央市民病院救命救急センター医長（日本小児救急医学会）
メンバー	大西 康裕	兵庫県立こども病院救急科医長（日本小児救急医学会）
	小原 崇一郎	東京立大塚病院麻酔科医長/帝京大学大学院公衆衛生学研究科非常勤講師（日本小児麻酔学会）
	加久 翔太朗	聖マリアンナ医科大学小児科助教（日本小児救急医学会）
	木下 正和	東京都立小児総合医療センター救命救急科（日本小児救急医学会）
	笹岡 悠太	市立函館病院小児科主任医長（日本小児救急医学会）
	白石 裕子	東京工科大学医療保健学部看護学科教授（日本小児救急医学会）
	西田 志穂	共立女子大学看護学部小児看護学教授（日本小児救急医学会）
	林 卓郎	兵庫県立こども病院救急科（日本小児救急医学会）
	藤原 健太	兵庫県立こども病院5西病棟看護師長/小児救急看護認定看護師（日本小児救急医学会）
	舩越 拓	東京ベイ・浦安市川医療センター救命救急センターセンター長（セデーション研究会）
	本間 洋輔	千葉市立海浜病院救急科統括部長（セデーション研究会）

はじめに

　小児のMRI鎮静に関しては，日本小児科学会・日本小児放射線学会・日本小児麻酔学会から，MRI検査時の鎮静に関する共同提言が出されていて，MRI鎮静に対する医療安全の意識は高まってきている．一方，小児救急の臨床現場では，痛みを伴う処置が必要なことが多い割には，十分な鎮静・鎮痛が全国どこの医療機関でも安全に行われているわけではない．各施設で設備や人員配置等で違いがあるのも当然である．そこで2021年3月に，臨床の現場ですぐに役立つガイダンスを作成する目的で，小児救急医学会医療安全委員会を中心にワーキンググループを立ち上げた．このときに，日本小児科学会，日本小児麻酔学会，セデーション研究会にも声をかけて参加してくれたメンバーが，このガイダンスの執筆陣となって活躍してくれて出版に至っている．

　本書が，経験を問わず，小児救急患者の対応をする医師・看護師にとって実際に役立つガイダンスとなることを切に願って本書の「はじめに」としたい．

2023年10月

日本小児救急医学会　医療安全委員会　委員長　　　　山本英一
処置時の鎮静鎮痛ワーキンググループ　実行委員長　　新田雅彦
処置時の鎮静鎮痛ワーキンググループ　実行委員役員　久我修二
処置時の鎮静鎮痛ワーキンググループ　実行委員役員　林　卓郎
日本小児救急医学会　医療安全委員会　担当理事　　　平本龍吾

目　次

第 1 章 ■ 小児の解剖・特性

1. 気道（Airway）……………………………………………………… 1
1. 小児の気道の解剖学的な特性………………………………………… 1
2. 小児の気道抵抗：「たかが感冒，されど感冒」…………………… 2
3. 鎮静薬による気道への影響…………………………………………… 2

2. 呼吸（Breathing）…………………………………………………… 3
1. 呼吸運動による肺胞換気の維持……………………………………… 3
2. 低酸素血症に陥りやすい小児の呼吸解剖生理……………………… 3
3. 鎮静による FRC への影響……………………………………………… 4

3. 循環（Circulation）………………………………………………… 4
1. 小児の循環生理の特徴………………………………………………… 4
2. 鎮静薬の作用による循環への影響…………………………………… 5
3. 鎮静時の心拍数・血圧異常…………………………………………… 5

4. 嘔吐と誤嚥防御機構（Defense against vomiting）……… 5
1. 嘔吐の発生機序………………………………………………………… 5
2. 誤嚥防御機構と鎮静薬による影響…………………………………… 6

第 2 章 ■ 鎮静・鎮痛前の評価・基準

1. 患児の状態評価・痛みの評価……………………………………… 7
1. 鎮静・鎮痛前の患児の状態評価……………………………………… 7
2. 乳児および小児の痛みの評価………………………………………… 12

2. 人員・物品，モニタリング·· 16
　1 人員物品·· 16
　2 モニタリング·· 16
　3 緊急時のバックアップ体制·· 21
3. 鎮静・鎮痛前の評価・基準：説明と同意，
　　プレパレーション·· 23
　1 説明と同意·· 23
　2 プレパレーション·· 24

第3章 ■ 薬剤の特徴と使い分け

1. 総論：薬物動態の基礎·· 28
　1 薬物動態とは？·· 28
　2 効果部位濃度·· 28
　3 薬力学とは？·· 29
　4 有効治療域（therapeutic window）とは？························ 29
　5 投与経路と薬物動態·· 29
　6 剤形による投与経路の相違·· 30
2. 各薬剤の説明：鎮静·· 30
　1 ミダゾラム·· 30
　2 デクスメデトミジン·· 32
　3 プロポフォール·· 33
　4 バルビツール酸（チオペンタール・チアミラール）················ 34
　5 トリクロホスナトリウム・抱水クロラール························ 35
3. 各薬剤の説明：それ以外·· 36
　1 ケタミン·· 36
　2 亜酸化窒素（N_2O）·· 38
　3 ヒドロキシジン·· 40
　4 ペンタゾシン·· 41

4. 各薬剤の説明：鎮痛 ……………………………………………………………… 41
   1 表面麻酔，浸潤麻酔，区域麻酔 …………………………………………… 41
   2 表面麻酔 ………………………………………………………………………… 42
   3 浸潤麻酔 ………………………………………………………………………… 42
   4 区域麻酔 ………………………………………………………………………… 43
   5 局所麻酔中毒（LAST）……………………………………………………… 43
   6 麻薬（フェンタニル，モルヒネ）………………………………………… 44

第4章 ■ 処置中の留意点・合併症

1. 留意点 ……………………………………………………………………………… 46
   1 鎮静を開始する前に ………………………………………………………… 46
   2 鎮静深度の維持とモニタリングにおける留意点 ……………………… 47
2. 合併症 ……………………………………………………………………………… 49
   1 合併症の種類，頻度，危険因子 …………………………………………… 49
   2 合併症の対応 …………………………………………………………………… 51

第5章 ■ 処置後のケア

1. 安全な監視場所への移動 ……………………………………………………… 54
   1 安全な監視場所への移動 …………………………………………………… 54
   2 自己膨張式バッグと流量膨張式バッグ …………………………………… 55
   3 監視場所と観察 ………………………………………………………………… 56
   4 患児のリスク …………………………………………………………………… 57
   5 処置のリスク …………………………………………………………………… 57
2. 帰宅・退院の判断 ………………………………………………………………… 58
3. 帰宅時の説明 ……………………………………………………………………… 59
4. 医療者向けの注意点 ……………………………………………………………… 60

5. 処置後の心理的ケア……………………………………………………… 62
　1 処置後の遊び，患児の処置の理解，成功体験につながるケア…… 62
　2 処置後の心理的ケアの留意点………………………………………… 62
　3 処置後の関わりや事後の遊びの具体例……………………………… 62

第6章 ■ 非薬理学的介入

1. 子どもの特性……………………………………………………………… 64
　1 情緒…………………………………………………………………… 64
　2 愛着…………………………………………………………………… 64
　3 認知発達……………………………………………………………… 65
　4 感覚の過敏性………………………………………………………… 67
2. 鎮静が必要な処置の状況・程度………………………………………… 68
　1 非薬理学的介入が適応となる処置の状況・程度…………………… 68
3. 方法………………………………………………………………………… 69
　1 プレパレーション…………………………………………………… 69
　2 ディストラクション………………………………………………… 70
　3 参考：プレパレーションの例……………………………………… 71

第7章 ■ 具体的な処置・検査例

1. 創傷処置…………………………………………………………………… 75
2. 腰椎穿刺（急性脳症疑い時の腰椎穿刺）……………………………… 76
3. 血管確保（心筋炎疑いの動脈ライン確保）…………………………… 77

索　引………………………………………… 78

第1章 小児の解剖・特性

はじめに

薬剤による鎮静は，処置や検査に対する患児の苦痛を緩和する反面，呼吸や循環といった生命を維持するために不可欠な解剖生理機能を不安定にする可能性がある．小児の解剖・特性を理解することは，鎮静前評価と有害事象予測，適切な介入処置に役立ち，小児における処置時鎮静をより安全にすると考えられる．

鎮静によって，気道（Airway），呼吸（Breathing），循環（Circulation）のいずれが障害されても細胞は低酸素状態に陥るため，この3つの理解は特に重要となる．また，鎮静下で起こる嘔吐は窒息や誤嚥という気道呼吸障害の原因となり得るため，その防御機構（Defense against vomiting）の理解も重要である．

1. 気道（Airway）

1 小児の気道の解剖学的な特性

小児の気道は，様々な要因で上気道閉塞をきたしやすい特徴がある 図1．

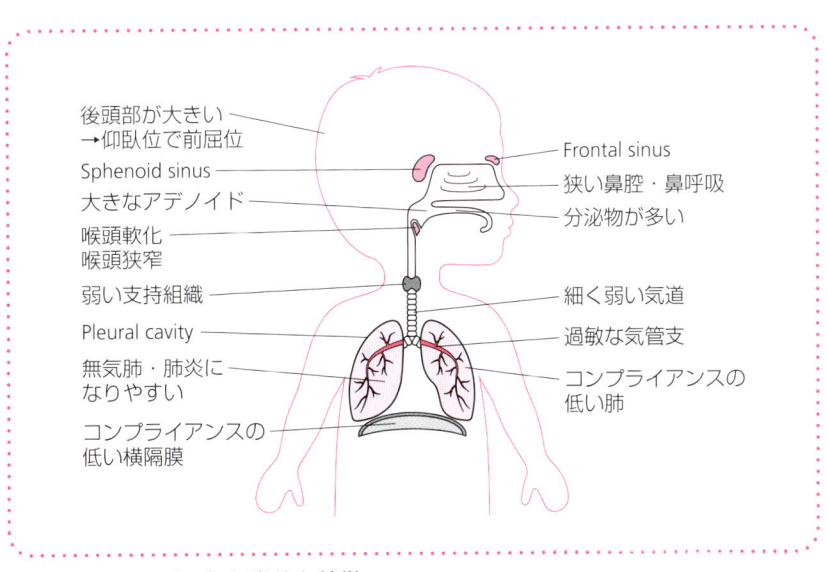

小児の気道の解剖学的な特徴を知ることで，鎮静薬や鎮痛薬による変化を事前に予測して，有害事象の早期認識と早期介入に繋げることが期待できる．

小児の気道の解剖学的な特徴を 図1 に示す．後頭部が大きく前屈位になったり，アデノイドなど

図1 小児の気道の解剖学的な特徴

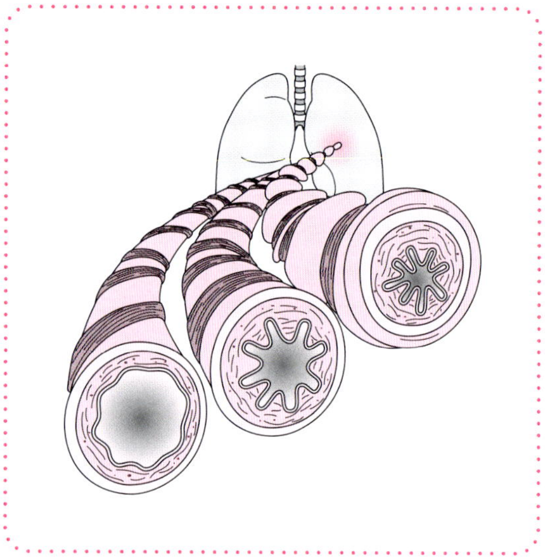

図2 小児の気道浮腫と気道抵抗
成人と比較して，小児の気道浮腫は気道抵抗に大きな影響があり呼吸仕事量を増大させる．

表1 気道に特化した問診と診察

問診	・最近の上気道炎や喘息発作の既往歴 ・アレルギー歴 ・睡眠中のいびきや無呼吸 ・鎮静や麻酔に関する既往歴と家族歴 ・基礎疾患の有無（特に先天性奇形症候群や21トリソミー）
診察	・症状：鼻閉/鼻汁/鼻出血や喘鳴/努力呼吸 ・顔貌：小顎，巨舌，小奇形の有無 ・口腔：動揺歯，扁桃肥大，開口制限 ・頸部：頸部の可動域制限，短頸，頸部腫瘤 ・全身：米国麻酔科学会の分類（分類Ⅰ-Ⅴ）

は気道閉塞の要因となり，分泌物が多く，細く弱い気道などは低酸素血症の要因となる．

2 小児の気道抵抗：「たかが感冒，されど感冒」 図2

　気道抵抗は，層流の場合は気道半径の4乗，乱流の場合は5乗に反比例する（ポアズイユの法則）．さらに乱流の場合（啼泣時）では半径の5乗に反比例する[1-3]．そのため，わずかな気道の浮腫が生じるだけで，成人と比較して気道抵抗と呼吸の仕事量は急増する．

　小児は感冒によく罹患する．日常生活で大きな支障がない場合でも，感冒に伴う気道の炎症性浮腫は，鎮静中の気道管理という点では極めて危険な要因になる[1,2]．

3 鎮静薬による気道への影響

　鎮静中は気道反射が低下しており気道の開通性が不安定になる．また鎮静薬による中枢神経抑制作用により，気道周囲の支持組織のトーヌスは低下して，さらに仰臥位では舌根が落ち込み，扁桃腺とアデノイドに囲まれた上気道は物理的に狭くなる．鎮静前には不顕性であった上気道の不安定性が，鎮静後に明らかになる場合がある．したがって鎮静前の評価では，特に気道に焦点を当てた問診と診察が必須になる[1,2] 表1．

【参考文献】
1) Mason KP, ed. Pediatric Sedation Outside of the Operating Room 3rd ed. Springer；2021. p.125-139.
2) Gooden CK, Lowrie LH, Jackson BF, eds. Society for pediatric sedation. The Pediatric Procedural Sedation Handbook. Oxford University Press；2018. p.34-40.
3) American Heart Association. 小児二次救命処置AHAガイドライン2020準拠プロバイダーマニュアル．シナジー；2021. p.114.

2. 呼吸（Breathing）

鎮静時の呼吸管理で最も重要なことは，患児の酸素化を維持しつづけて，低酸素血症に陥らせないことである．

■1 呼吸運動による肺胞換気の維持

血液の"酸素化"は，肺胞に到達した酸素が血液に取り込まれることで成される．したがって，酸素を肺胞まで運搬（肺胞換気）するために必要な気道の開通（前述）と呼吸運動の維持は，酸素化の大前提となる．特に鎮静薬がボーラス投与される導入時や追加投与時には，上気道閉塞に加えて中枢性の無呼吸・徐呼吸および低呼吸（一回換気量が減少する呼吸）が起きやすく，結果として肺胞低換気による低酸素血症に陥りやすい．したがって，鎮静時には気道の開通と呼吸運動を維持・サポートするための監視体制やデバイス準備が重要となる ☞第2章．

■2 低酸素血症に陥りやすい小児の呼吸解剖生理

無呼吸や低換気時に，成人と比べて小児で低酸素血症に陥りやすい理由は，機能的残気量（FRC：functional residual capacity）と酸素消費量で説明される[1]．FRCは呼気終末に肺内に残る気体量であり，このFRC中の酸素は全呼吸時間を通じて血液中へ拡散移動し，血液を酸素化しつづける．気道閉塞や呼吸停止が起こってもすぐには低酸素に陥らずにいられるのは，FRCが酸素の貯留タンクのように働き，血液中に酸素を提供するためである．低年齢であるほどFRCは小さく，逆に体重当たりの酸素消費量は大きいため，より短時間でFRC中の酸素は枯渇し低酸素血症に陥るが，無呼吸・無換気状態となる前に酸素投与されていたか否かによって，酸素飽和度が低下するまでの猶予時間は大きく変わる[2] 図3．

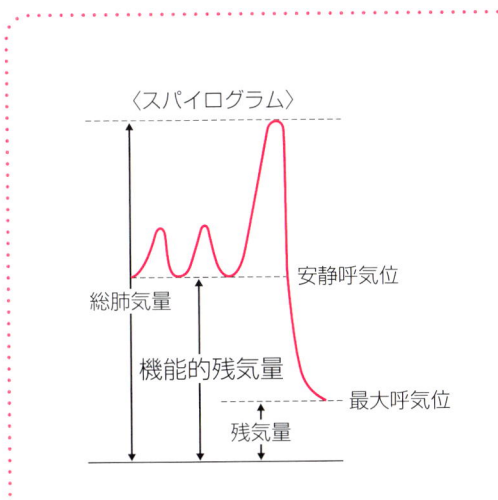

＜年齢によるFRCの違いと無呼吸シミュレート実験＞

年齢（体重）	1歳（10 kg）	8歳（22 kg）	18歳（54 kg）
FRC/kg	18.6 mL	24.7 mL	32.7 mL
酸素消費量/kg	6.7 mL/分	5.9 mL/分	4.6 mL/分
前酸素投与	無呼吸後にSaO₂が90%に低下するまでの時間（秒）		
なし	21.6	28.2	44.4
1分間	135.6	188.4	379.2
3分間	171	234.6	392.4

図3 機能的残気量（FRC）と酸素化予備能
FRCは低年齢ほど小さく，無呼吸状態となる前の酸素投与が重要．
（Hardman JG, et al. Br J Anaesth. 2006；97：564-70[2] より改変）

3 鎮静による FRC への影響

　気道開通と呼吸運動が維持されているにも関わらず，鎮静時に酸素投与が必要となる理由には FRC の変化が関係している．FRC の大きさは，同じ小児でも鎮静レベルによって容易に変化し，その程度は使用する鎮静薬の種類によっても異なるが，用量依存性に FRC は減少する場合が多い[3]．肥満や腹部膨満があると，横隔膜が頭側に押し上げられて FRC はさらに減少するため，低酸素血症リスクがより高い状態となる．一方，(semi-) Fowler 位や逆 Trendelenburg 位は横隔膜レベルを尾側に下げるため，仰臥位よりも FRC を大きく維持する体位と考えられる[4]．

【参考文献】
1) 磯野史朗，編．第1章 呼吸器系の機能解剖と臨床麻酔．周術期の呼吸管理．羊土社；2017.
2) Hardman JG, Wills JS. The development of hypoxaemia during apnoea in children: a computational modelling investigation. Br J Anaesth. 2006; 97: 564-70.
3) Trachsel D, Svendsen J, Erb TO, et al. Effects of anaesthesia on paediatric lung function. Br J Anaesth. 2016; 117: 151-63.
4) Katz S, Arish N, Rokach A, et al. The effect of body position on pulmonary function: a systematic review. BMC Pulm Med. 2018; 18: 159.

3. 循環 (Circulation)

1 小児の循環生理の特徴

　呼吸によって血液に取り込まれた酸素を全身に供給するためには，十分な心拍出量を含む循環の維持が必要となる．小児，とくに乳児では一回拍出量が小さいため，心拍出量を維持するために心拍数を保つことが重要となる．患児の月年齢に応じた正常心拍数範囲 図4 を把握し，心拍数の変化に注意を払う必要がある．循環血液量が相対的あるいは絶対的に不足した状態では成人同様に体血管抵抗と心拍数を増加させて血圧と心拍出量を維持しようとするが，小児では予備力が小さいため，維持すべき最低限の血圧を認識して，必要な介入を遅らせないことも重要である 表2 [1,2]．

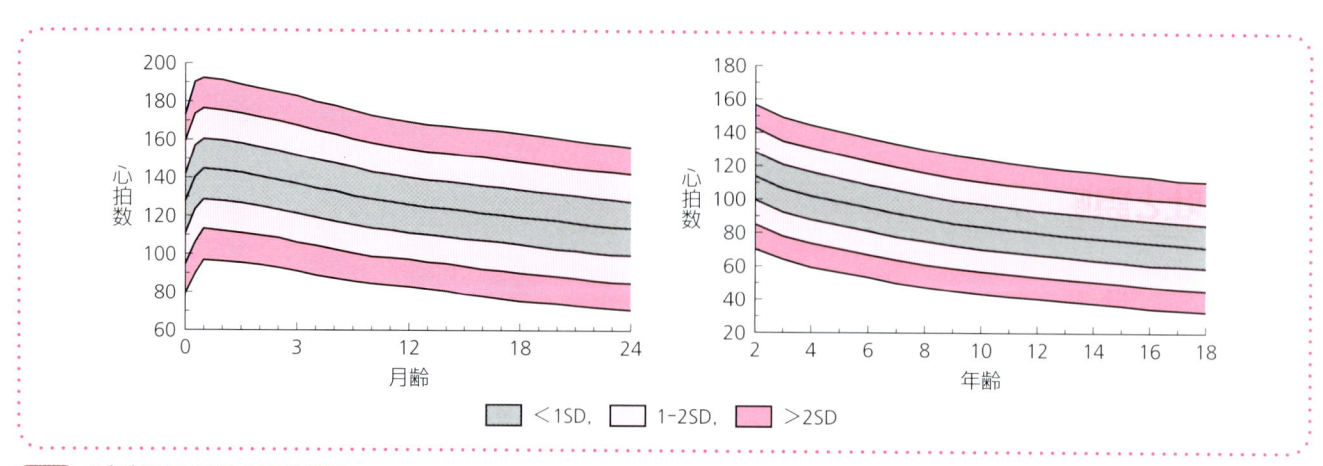

図4 月年齢別心拍数の正常範囲
(THE CANADIAN TRIAGE AND ACUITY SCALE Combined Adult/Paediatric Educational Program. PARTICIPANT'S MANUAL Version 2.5b. 2013)[3]

表2 小児の低血圧判断基準

	収縮期血圧
新生児	60 mmHg 未満
乳児	70 mmHg 未満
1〜10歳	70＋（年齢×2）mmHg 未満
11歳以上	90 mmHg 未満

2 鎮静薬の作用による循環への影響

鎮静薬の多くは末梢血管拡張や心収縮力抑制といった循環抑制作用をもつ．循環系リスクのない小児では鎮静度が中等度〜深鎮静レベルまでは心血管機能は比較的維持される．また，高用量あるいは複数の鎮静薬を要する場合や，少量でも患児の状態によっては循環抑制による低血圧や頻脈・徐脈を引き起こす可能性がある．

3 鎮静時の心拍数・血圧異常

①徐脈：小児の徐脈で最も多い原因は低酸素血症である．心拍数は循環の指標であるが，徐脈は呼吸不全や心肺停止に陥る直前の徴候と考え，迅速な原因鑑別と介入が必要となる．処置に対する高度の不安や恐怖による副交感神経性の徐脈もある．

②頻脈：原因として循環血液量減少，高二酸化炭素血症，不十分な鎮静などがある．

③低血圧：循環血流量が減少した状態では，鎮静薬による循環抑制作用が低血圧として顕在化しやすい．徐脈同様，副交感神経の亢進による低血圧もある．

④高血圧：痛みや不十分な鎮静による交感神経亢進状態，低酸素血症，高二酸化炭素血症が原因として多い．

【参考文献】
1) Mason KP, ed. Pediatric Sedation Outside of the Operating Room 2nd ed. Springer；2015. p.111-7.
2) American Heart Association. 小児二次救命処置 AHA ガイドライン 2020 準拠プロバイダーマニュアル．シナジー；2021, p134
3) The Canadian Triage and Acuity Scale Combined Adult/Paediatric Educational Program. Participant's Manual Version 2.5b. 2013. http://ctas-phctas.ca/wp-content/uploads/2018/05/participant_manual_v2.5b_november_2013_0.pdf（2023年7月1日閲覧）

4. 嘔吐と誤嚥防御機構（Defense against vomiting）

1 嘔吐の発生機序

嘔吐反応は延髄の嘔吐中枢（孤束核）が刺激されることで誘発される．この刺激により，幽門が閉じ，食道括約筋がゆるみ，胃に逆流運動が起き，横隔膜や腹筋が収縮して胃を圧迫し，胃の内容物が排出されることで嘔吐が起きる．鎮静時の嘔吐は，使用する鎮静薬や処置内容によっても異なるが，比較的発生頻度の高い有害事象の1つである[1,2]．

表3 処置時鎮静における誤嚥リスク因子

米国麻酔学会の術前状態（ASA-PS分類）クラス3以上の基礎疾患
月齢12以下
閉塞性睡眠時無呼吸
上気道感染症
絶飲食時間がない
消化管内視鏡・気管支鏡処置
緊急処置

（Green MS, et al. Anaesthesia. 2020; 75: 374-85[3] より作成）

2 誤嚥防御機構と鎮静薬による影響

　嘔吐物から気道と肺を守るため，生理的状態では以下の3つの防御機構が働いている．①口腔まで逆流した胃内容を誤嚥しない機構（嚥下等の反射），②誤嚥した異物を外に出す機構（咳反射），③さらなる食物の逆流を防ぐ生理機構（食道括約筋）．これらの防御機構はたとえ自然睡眠でも，意識レベルが下がるとすべて抑制される．鎮静薬使用下では当然抑制される上に，覚醒反応による機構の回復も遅れる．小児の処置時鎮静における誤嚥リスク因子を 表3 に示す[3]．

【参考文献】

1) Bhatt M, Johnson DW, Chan J, et al. Risk factors for adverse events in emergency department procedural sedation for children. JAMA Pediatrics. 2017; 171: 957-64.
2) Green MS, Mason PK, Krauss SB. Pulmonary aspiration during procedural sedation: a comprehensive systematic review. Br J Anaesth. 2017; 118: 344-54.
3) Green MS, Leroy LP, Roback GM, et al. An international multidisciplinary consensus statement on fasting before procedural sedation in adults and children. Anaesthesia. 2020; 75: 374-85.

〈北村祐司　久我修二　大西康裕〉

第2章 鎮静・鎮痛前の評価・基準

1. 患児の状態評価・痛みの評価

1 鎮静・鎮痛前の患児の状態評価

(1) 問診と身体診察

　処置時の鎮静・鎮痛における主要な有害事象は，SpO_2低下や無呼吸，気道閉塞，嘔吐による窒息など呼吸に関わるものが多い．そのため，事前に気道閉塞や呼吸抑制などのリスクを評価しつつ，有害事象を起こさないような鎮静方法の検討や有害事象に備えた準備を行うことが重要である．

　処置時の鎮静・鎮痛前の問診と身体診察は，こうしたリスクを評価するために欠かすことはできない．処置・検査の準備ばかりに気がとられ，処置時の鎮静・鎮痛による有害事象への備えを整えないまま実施することがないようにしなければならない．

a．問診

　限られた時間で効率よく聞き漏れのないように問診をするために，「年齢・体重」[1]＋「SAMPLE」について聴取する 表1．問診において最も重要なのは気道の評価であり[2]，問診では気道閉塞リスク，困難気道リスク，嘔吐リスクを中心に評価する[2]．

b．鎮静前の患児の状態評価

　病歴聴取から患児の状態を分類するには，米国麻酔科学会（ASA: American Society of Anesthesiologists）による ASA Physical Status Classification System（ASA分類）[3] が用いられる 表2．ASAⅢ以上は麻酔科医による鎮静の実施や，処置自体の緊急性を評価しタイミングを再考することが望ましい．

c．身体所見

　問診から鎮静・鎮痛時のリスクの有無を確認したら，呼吸合併症リスク（特に気道の評価）に焦点を絞って身体診察を行い[1]，現在の患者状態を評価する 表3．

表1 処置時の鎮静・鎮痛に必要な問診

項目	解説
1）年齢・体重	
・早産児	修正週数の聴取も必要である．
2）Signs & symptoms：症状	
・感冒様症状	鎮静・鎮痛時の喉頭痙攣などの呼吸合併症のリスクを増加させる[4]ため，過去にさかのぼって症状の有無を確認する．
・いびきと睡眠時無呼吸	鎮静・鎮痛時の気道閉塞を示唆する．
3）Allergies：アレルギー	
・プロポフォール	ダイズ油と卵黄レシチンを含有するが，鶏卵アレルギー患者でもプロポフォールによる有害事象は増加しないとの報告があり[5]，添付文書上も禁忌ではない ☞ 第3章-2．
・バルビツール酸系薬剤	フェノバルビタールへの過敏症を有する場合，チオペンタールやチアミラールの使用は禁忌となる．
4）Medications：内服薬	
・漢方薬（一部） ・マクロライド系抗菌薬（アジスロマイシンは除く） ・抗てんかん薬	肝臓のチトクロームP450による代謝に関与する薬剤は，ベンゾジアゼピン系薬剤やバルビツール酸系薬剤，ケタミン，フェンタニルの薬物動態を変化させる可能性がある[1,6]．
・ジアゼパム坐剤など	てんかん症候群の患児においては，来院前にすでにジアゼパム坐剤などが投与されている場合があり，さらなる鎮静薬の使用による過鎮静に注意が必要で，使用歴を把握しておく．
5）Past medical history：既往歴	
（1）呼吸合併症 リスク ①気道閉塞リスク	
・上気道閉塞をきたす疾患	アデノイド肥大，口蓋扁桃腫大，喉頭異物など
・嘔吐をきたす疾患	高度肥満，頭蓋内圧亢進症（水頭症・脳室腹腔シャント不全・脳腫瘍・重症頭部外傷など），消化管通過障害（腸重積などの腸閉塞・胃食道逆流症・Hirschsprung病など慢性的に腹満をきたす病態），腹部手術歴など
・下気道閉塞きたす疾患	気管支喘息，先天性気管狭窄，気管気管支異物，気管気管支軟化など
②肺胞低換気リスク	
・未熟児における慢性肺疾患	
・深鎮静を要する症例	広汎性発達障害など
・神経筋疾患	脊髄性筋萎縮症，ミオパチーなど
③困難気道リスク	
・肥満	
・困難気道に関連した症候群	21トリソミー，Pierre Robin症候群，Treacher Collins症候群，Goldenhar症候群，Bechwith Wiedemann症候群，ムコ多糖症，Crouzon症候群など
（2）循環合併症リスク	
・先天性心疾患	
・不整脈	
・うっ血性心不全	
（3）鎮静薬の禁忌となる疾患・状況	
・ミダゾラム	重症筋無力症，急性閉塞隅角緑内障
・バルビツール酸系薬剤	急性間欠性ポルフィリン症，アジソン病，重症気管支喘息
・抱水クロラール	急性間欠性ポルフィリン症
・ケタミン	脳血管障害，高度な高血圧，頭蓋内圧亢進症，眼外傷，けいれんの既往のある患児（禁忌としない指針もある[7]），外来での使用
6）Last meal：最終経口摂取 次項参照．	
・食事	8時間前まで
・軽食・牛乳・人工乳	6時間前まで
・母乳	4時間前まで
・清澄水	2時間前まで
7）Events：現病歴 状況によっては，救急隊から現場での様子や現場の環境について聴取する必要がある．	
・外傷	認識している損傷以外の臓器損傷を予測するために，受傷時の状況を詳細に聴取する．
・けいれん/意識障害	内因性疾患（けいれん発作や不整脈）が原因で転倒し頭部外傷を合併した可能性もある．また，小児でも過量服薬による急性薬物中毒の可能性もある．

表2 ASA Physical Status Classification System（ASA分類）

分類	定義	例
ASA I	健康な患者	肥満・やせのない年齢相応な体型
ASA II	軽度の全身性疾患を有する患者	無症候性の先天性心疾患，コントロール良好な不整脈・てんかん，発作が抑えられている気管支喘息（軽症持続型：週1回未満の発作[8]），インスリン非依存性糖尿病（2型糖尿病）
ASA III	重度の全身性疾患を有する患者	根治術前の先天性心疾患，発作が多い気管支喘息（中等症持続型：週1回以上の発作[8]），コントロール不良なてんかん，インスリン依存性糖尿病（1型糖尿病），肥満，栄養失調，重度の閉塞性睡眠時無呼吸，腎不全，症候性水頭症，脳脊髄奇形，筋ジストロフィー，修正20週未満（在胎60週未満）の早産児，生後6週未満の正期産児，気道確保困難など
ASA IV	生命に関わる重篤な全身性疾患の患者	症候性先天性心疾患，うっ血性心不全，急性低酸素性虚血性脳症，ショック，敗血症，播種性血管内凝固症候群（DIC），自動植込み型除細動器，重症外傷，重度の呼吸困難など
ASA V	手術なしでは生存不可能な患者	出血性ショックをきたした重症外傷，脳ヘルニア，ECMOを必要とする患者，呼吸不全・呼吸停止，高血圧緊急症，多臓器障害など
ASA VI	脳死下移植のドナー	

(American Society of Anesthesiologists (ASA). ASA Physical Status Classification System)[3]

表3 処置時の鎮静・鎮痛に関する焦点を絞った身体診察

項目	解説
1) バイタルサイン	鎮静導入前に心拍数，血圧，呼吸数，室内気のSpO$_2$，体温，意識レベルを記録する． 非協力的で測定できない場合には，その旨を記録しておく[1]．
2) 呼吸リスク評価 (1) 気道閉塞リスク ・頭部と顔面	感染・アレルギーによる上気道症状（鼻汁，鼻閉，後鼻漏，咳嗽），巨舌，歯肉腫脹，口蓋扁桃肥大
・頸部	頸部リンパ管腫・甲状腺腫瘍・血腫などによる頸部腫瘤
・上気道閉塞症状・所見	吸気性喘鳴，吸気努力，嗄声，stridor 聴取，奇異呼吸（シーソー呼吸）
・下気道閉塞症状・所見 (2) 胸郭拡張制限 ・肥満	呼気性喘鳴，呼気延長，wheeze 聴取，陥没呼吸，縦隔腫瘍※
・著しい胸郭変形	側弯，胸郭の筋緊張が亢進している患者
・胸部外傷 (3) その他SpO$_2$低下リスク	多発肋骨骨折，胸郭動揺（フレイルチェスト）
・肺病変	肺炎，肺挫傷，気胸，慢性肺疾患
3) 困難気道リスク評価	小顎，開口障害，短頸，頸部可動域制限（頭頸部外傷など）
4) 循環合併症リスク評価 ・ショックの認知	心拍数・血圧・意識レベルの他に，皮膚色，冷感，毛細血管再充満時間（CRT: capillary refilling time），脈拍触知（中枢・末梢），肝腫大，頸静脈怒張などの所見から認識する．

※縦隔腫瘍：身体診察だけでは診断はできない．検査等で認識された縦隔腫瘍（疑い例も含む）に対しては，精査のために鎮静・鎮痛を実施することで胸腔内の気道閉塞や循環不全が生じ非常に危険な場合がある．

まとめ

　救急外来は，緊急を要する疾患に対応することが多いが，鎮静・鎮痛を実施する場合は人数・時間・物品・処置できる場所が限られていることも多い．どんなに急いでいても，鎮静・鎮痛に対しては，呼吸・循環合併症リスクの認識と有害事象に対する準備を常に意識しながら臨むことが大切である．

- 合併症リスクが低い：準備を整えて処置・検査を実施．
- 合併症リスクが高い：外来において対処が可能ならば処置・検査の準備を進めるが，対処困難が予想される場合は高次医療機関への転送も含め，上級医や麻酔科医と対応を協議することが望ましい．

【参考文献】
1) Coté CJ, Wilson S. Guidelines for monitoring and management of pediatric patients before, during, and after sedation for diagnostic and therapeutic procedures. Pediatrics. 2019；143：e20191000.
2) 堀本　洋．子どもの検査時鎮静と鎮痛―麻酔科医ならこうする―．日本小児科学会雑誌．2012；116：1653-65.
3) American Society of Anesthesiologists（ASA）．ASA Physical Status Classification System. https://www.asahq.org/standards-and-guidelines/asa-physical-status-classification-system（2023年7月1日閲覧）
4) Mallory MD, Travers C, McCracken CE, et al. Upper respiratory infections and airway adverse events in pediatric procedural sedation. Pediatrics. 2017；140：e20170009.
5) Bagley L, Kordun A, Sinnott S, et al. Food allergy history and reaction to propofol administration in a large pediatric population. Paediatr Anaesth. 2021；31：570-7.
6) 日本麻酔科学会．X．小児麻酔薬．麻酔薬および麻酔関連薬使用ガイドライン 第3版第4訂．https://anesth.or.jp/files/pdf/pediatric_anesthetics_20190905.pdf（2023年7月1日閲覧）．
7) Chang LC, Raty SR, Ortiz J, et al. The emerging use of ketamine for anesthesia and sedation in traumatic brain injuries. CNS Neurosci Ther. 2013；19：390-5.
8) 日本小児科学会，日本小児麻酔学会，日本小児放射線学会．MRI検査時の鎮静に関する共同提言（2020年2月23日改訂版）．日本小児科学会雑誌．2020；124：771-805.

（2）救急外来における処置時鎮静・鎮痛前の経口摂取制限[1]

a．経口摂取制限の必要性

　全身麻酔や鎮静中は，噴門部の弛緩により胃内容物が口腔内へと逆流しやすい．また咳嗽反射が減弱・消失しているため，口腔内まで逆流した胃内容物は気管へと流入し誤嚥しやすくなる．固形物や酸性物質，また大量の胃内容を誤嚥した場合は重篤な呼吸合併症が生じる．そのため気道保護反射を消失させうる薬剤による麻酔・鎮静時には固形物が胃内になく，酸性度が低いこと，胃内容量が少量であることを目的として術前の経口摂取制限が行われてきた[2,3]．

　全身麻酔の場合，かつては手術前日からの長時間の経口摂取制限が設定されることもあったが，長時間の経口摂取制限によるデメリット，短時間の制限によるメリットおよび安全性が実証され，2010年前後に各国の麻酔科学会から術前経口摂取制限ガイドラインが作成されるに至った．基本的には，清澄水は手術2時間前まで，母乳は同4時間前まで，人工乳や牛乳，固形物（軽食）は同6時間前までは安全であるとする経口摂取制限，いわゆる「2-4-6ルール」が採用されてきた[4,5]．清澄水とは，水，茶，果肉を含まない果物ジュース，ミルクを含まないコーヒー，スポーツドリンクなどの非炭酸飲料水である．また，脂肪分を多く含む食物，肉，魚などは胃排泄時間が遷延するため，より長時間の経口摂取制限（8時間以上）を必要とする．

b．小児の麻酔・鎮静中における誤嚥（詳細は☞第4章-2）

　小児において麻酔や鎮静中における誤嚥発生率を報告した大規模研究は少なく，経口摂取制限時間の確保と誤嚥との関係を示す高いエビデンスの研究はほとんどない．手術室外での全身麻酔や鎮静を受けた小児11万例における検査前絶飲食の有無と誤嚥との関係の後方視的研究では，誤嚥は10例

のみであり，誤嚥発生は絶飲食群と非絶飲食群との間に有意差を認めなかった[6]．2017年にヨーロッパで行われた15歳未満，約3万件を対象とした小児の重篤な周術期有害事象についての大規模な多施設前向き観察研究では，麻酔・鎮静関連の誤嚥発生は10,000例あたり9.3例（0.09％）であり，誤嚥発生の危険因子は「緊急手術」のみであった[7]．

c．小児における予定手術前および処置時鎮静前の経口摂取時間の緩和の潮流

近年，各国からの術前経口摂取制限ガイドラインにおいて小児における術前清澄水の経口摂取制限時間の短縮の潮流がみられる．ヨーロッパ小児麻酔科学会は，英国，アイルランド，フランスの小児麻酔領域の学会と合同で，小児の術前絶飲時間に関して「清澄水の摂取は手術1時間前まで許可し，摂取を奨励する」という声明を2018年に発表した[8]．2019年にはヨーロッパ麻酔科学会[9]，ニュージーランド・オーストラリア小児麻酔学会[10]，カナダ小児麻酔学会[11]やカナダ麻酔科学会[12]もこれを支持している．米国麻酔科学会は，2023年に術前経口摂取制限ガイドラインの改訂版を発行しており，そのなかで，経口摂取制限時間が従来推奨されている時間よりも長くなる傾向があること，それに伴う有害事象の可能性について指摘しているものの，清澄水の制限時間を2時間よりも短時間とすることまでは推奨していない[4]．日本麻酔科学会[5]は，2023年7月現在，「清澄水の摂取は術前2時間前までは安全」とする従来のガイドラインを改訂していない．

また，International Committee for the Advancement of Procedural Sedation（ICAPS）は，2020年に救急外来における新たな経口摂取制限時間の基準を提唱している[13]．鎮静と全身麻酔は一連のものであるものの，処置時鎮静においては全身麻酔と異なり気道保護反射が維持される状態を意図的に目標としている点が異なるなどの観点から，リスクを3段階に層別化し，それぞれのリスクごとに，待機的処置と準緊急ないしは緊急時処置の場合のそれぞれの経口摂取制限時間の推奨を示している[13]．ただし，現時点ではあくまでもエキスパート・オピニオンによる推奨である点には注意が必要である．

d．エビデンス追求における課題

救急症例など明らかにフルストマックと考えられる症例では誤嚥のリスクが高いが，健常児であれば全身麻酔や鎮静に伴う誤嚥の発生率は低く，少なくとも清澄水の経口摂取制限時間が短縮されても誤嚥の発生頻度は統計学的に有意な増加を認めない可能性がある．しかし，誤嚥と経口摂取制限時間との関連性を統計学的に証明するためには，誤嚥の発生率は低く交絡因子も多いため，非常に大きなサンプルサイズの研究デザインにおいて多数の交絡に対する統計学的調整が必要であることから，小さなサンプルサイズでの研究結果から経口摂取制限時間の緩和を推奨することは難しい．

e．救急外来における検査や処置の緊急性とリスクおよび気道確保とのバランス

緊急の検査や処置においては，たとえ経口摂取制限の時間が不十分であっても検査や処置を優先せざるを得ないことがある．この場合，検査や処置の必要性と鎮静薬の投与による嘔吐リスクとのバランスを考慮して実施する．その場合は，気道反射の消失の可能性を考慮して気道確保の準備を行う．

通常より胃内容物の排泄が遅れ誤嚥の危険性が高く，かつ緊急性が高い場合には，確実な気道確保下での全身麻酔を考慮したほうがよいかもしれない．

f．まとめ：本ガイダンスにおける推奨

救急外来における鎮静や鎮痛に際しては，現状では清澄水2時間前まで，母乳4時間前まで，人工乳や牛乳，固形物（軽食）6時間前までの経口摂取制限，いわゆる「2-4-6ルール」を遵守することを推奨する．

検査や処置の緊急度が高い場合には，検査や処置の必要性と鎮静作用を有する薬剤の投与による嘔吐リスク，気道反射消失の可能性を考慮して，緊急時の対応を準備したうえでの鎮静・鎮痛を施行することを推奨する．

胃内容の停滞時間の遷延リスクが高く，かつ緊急性が高い症例では，確実な気道確保下での全身麻酔を考慮することを推奨する．

【参考文献】
1) 釜田峰都，小原崇一郎．小児における絶飲時間短縮の潮流．麻酔．2022；71：120-7．
2) Tiret L, Nivoche Y, Hatton F, et al. Complications related to anaesthesia in infants and children. A prospective survey of 40240 anaesthetics. Br J Anaesth. 1988；61：263-9.
3) Olsson GL, Hallen B, Hambraeus-Jonzon K. Aspiration during anaesthesia：a computer-aided study of 185,358 anaesthetics. Acta Anaesthesiol Scand. 1986；30：84-92.
4) Joshi GP, Abdelmalak BB, Weigel WA, et al. 2023 American Society of Anesthesiologists Practice Guidelines for preoperative fasting：carbohydrate-containing clear liquids with or without protein, chewing gum, and pediatric fasting duration-a modular update of the 2017 American Society of Anesthesiologists Practice Guidelines for preoperative fasting. Anesthesiology. 2023；138：132-51.
5) 日本麻酔科学会．術前絶飲食ガイドライン．https://anesth.or.jp/files/pdf/kangae2.pdf（2023年7月1日閲覧）
6) Beach ML, Cohen DM, Gallagher SM, et al. Major adverse events and relationship to nil per os status in pediatric sedation/anesthesia outside the operating room：a report of the Pediatric Sedation Research Consortium. Anesthesiology. 2016；124：80-8.
7) Habre W, Disma N, Virag K, et al. Incidence of severe critical events in paediatric anaesthesia（APRICOT）：a prospective multicentre observational study in 261 hospitals in Europe. Lancet Respir Med. 2017；5：412-25.
8) Thomas M, Morrison C, Newton R, et al. Consensus statement on clear fluids fasting for elective pediatric general anesthesia. Paediatr Anaesth. 2018；28：411-4.
9) Disma N, Thomas M, Afshari A, et al. Clear fluids fasting for elective paediatric anaesthesia：The European Society of Anaesthesiology consensus statement. Eur J Anaesthesiol. 2019；36：173-4.
10) Linscott D. SPANZA endorses 1-hour clear fluid fasting consensus statement. Paediatr Anaesth. 2019；29：292.
11) Rosen D, Gamble J, Matava C；Canadian Pediatric Anesthesia Society Fasting Guidelines Working Group. Canadian Pediatric Anesthesia Society statement on clear fluid fasting for elective pediatric anesthesia. Can J Anaesth. 2019；66：991-2.
12) Dobson G, Chow L, Filteau L, et al. Guidelines to the practice of anesthesia - revised edition 2020. Can J Anaesth. 2020；67：64-99.
13) Green SM, Leroy PL, Roback MG, et al. An international multidisciplinary consensus statement on fasting before procedural sedation in adults and children. Anaesthesia. 2020；75：374-85.

2 乳児および小児の痛みの評価

小児の救急外来においては，鎮静以外に不要なストレスを除去するための鎮痛が重要である．疼痛管理は患児の痛みを除去するだけではなく，今後の受診や処置に対する児のストレスにも影響を与えることが知られている[1]．しかしながら鎮静同様に鎮痛にも合併症のリスクがあり，時間的制約がある救急外来において適切な鎮痛を行うためには，患児が感じている痛みを適切に評価しなければならない．

痛みの強さは複数の要因が影響し，成人の痛みの評価は言葉による自己報告が最も適している．小児の痛みの評価では，主観に基づく自己報告が困難であることから，客観的評価尺度が多く存在する[2]．これらの使用には医療者の慣れが必要で，尺度間の互換性は乏しく使いやすさも異なるため，各施設内で統一した評価尺度を用いることが重要である．ここではその中で実用的な尺度について列挙した．

（1）年齢別痛みの理解，行動，言語化

小児の痛みの評価能力の把握は重要である．反応には個人差が大きいため，当てはまらない場合もあるが，年齢別の発達を 表4 にまとめた[2-4]．発達障害児は感覚入力に対する過敏さや鈍感さ，環境からの感覚入力に対する尋常でない関心を示しうる．特に自閉スペクトラム症においては95％に何らかの感覚異常を認め，痛みに対する客観的反応が乏しく過小評価されやすいが，健常児と同等か

表4 年齢別痛みの理解，行動，言語化

年齢	痛みの理解	行動	言語化
〜12か月	痛みの記憶回路は成立 痛みの理解は乏しい ストレスや不安様の反応がみられる	顔をしかめる，全身的四肢体幹の反応，不安な様子，易刺激性を示す	啼泣
1〜3歳	痛みの原因や理由を理解できない	局所的な逃避反応，攻撃性，全身的抵抗を示す	啼泣，痛みの性状や強さなどの表現はできない
3〜6歳	痛みを理解するが，疾病と関連づけできない 痛みを伴う処置が役立つことを理解できない	身体的抵抗，攻撃性，痛みを言葉と身体反応で示す	痛みの部位を伝え，強さを表現できる 6歳以上では10段階評価も可能
7〜9歳	痛みの原因は理解できないが，疾病と関連づけできる 痛みを伴う処置の有用性の理解できる	消極的抵抗，感情的退行，身体的硬直など 痛みの局在を正確に伝え，強さ，性状，身体部位との関連を表現できる	
10〜12歳	疾病を良く理解し，損傷と痛みの関連を理解できる	勇気を鼓舞し，体調良さそうに振る舞うこともある	痛みの局在，強さなどを正確に表現できる
13〜18歳	痛みとその理由の複雑さを理解でき，質的量的な痛みの特徴を認識できる	成人のような振る舞いを見せる 介入を嫌って不満を表出しないことがある	より複雑な痛みの表現ができる 痛みについて周囲の人も自身と同様に理解し，表現の必要がないと考える場合がある

(文献2〜4より作成)

より強く痛みを感じている可能性があることに注意する[5,6].

(2) 年齢別痛みの評価尺度

a. 痛みを数値化できない児（およそ6歳未満）

痛みを数値化できない発達程度の小児において主観的な自己報告に基づく評価には限界があり，客観的評価尺度が使用される．ここでは主に急性痛の評価に使用されるFLACC pain scaleとFaces Pain Scales (FPS) を紹介する．

FLACC pain scaleは表情，足の動き，活動性，泣き声，あやしやすさの5項目の合計スコアで痛みを評価する尺度である　表5．3以下で軽度，4〜6で中等度，7以上で重度の痛みとされ，2か月〜7歳での妥当性が海外で検証されている[7].

FPSは絵の中から自分の今の状況に最も相応しい表情を本人に選んでもらう評価方法で，乳幼児での使用は難しいが，4歳以降で使用できるSimplified FPS (S-FPS)，6歳以降でより精度を高めたFPS-Revised (FPS-R)，民族性の違いを考慮したOucherなどがある．Wong-Baker Faces® Pain Rating Scale (WB-FPS)　図1　は，日本人で妥当性の検証もされている[8].

b. 痛みを数値化できる児（およそ6歳以上）

10まで数えることができ，分類と配列概念が理解できる小児では数値化された主観的尺度の使用が可能となる．

Numeric Rating Scale (NRS)-11は0点が全く痛みのない状態，10点が想像しうる最大の痛みと評価した際に自分の痛みが何点に相当するかを児に提示してもらう評価方法である．実際には　図2　の数列のどこに自分の痛みが相当するかを記入してもらう方法をとる．6歳以降が対象とされている[9].

ここでは紹介だけに留めるが，Coloured Analogue Scale (CAS) やVisual Analogue Scale (VAS) はそれぞれ色や長さを尺度にする専用のスケールを使用して0点が全く痛みのない状態，

表5 FLACC pain scale

カテゴリ	0	1	2
表情	表情の異常はなし または，笑顔である	時々顔をゆがめたり，しかめ面をしている 視線が合わない 周囲に関心をもたない	頻回または持続的に下顎を震わせている 歯を食いしばっている
足の動き	正常な姿勢で，落ち着いている	落ち着かない じっとしている ぴんと張っている	蹴る動作をしたり足を縮こませたりしている
活動性	おとなしく横になっている，正常な姿勢，容易に動くことができる	身もだえしている 前後（左右）に体を動かしている 緊張状態	弓状に反り返っている 強直，または，けいれんしている
泣き声	泣いていない（起きているか眠っている）	うめき声を出す，または，しくしく泣いている 時々苦痛を訴える	泣き続けている，悲鳴を上げている，または，むせび泣いている 頻回に苦痛を訴える
あやしやすさ	満足そうに落ち着いている	時々触れてあげたり，抱きしめてあげたり，話しかけてあげたり，気を紛らわすことで安心する	あやせない，苦痛を取り除けない

3以下：軽度，4～6：中等度，7以上：重度
(Merkel S, et al. Pediatr Nurs 1997; 23: 293-7)[7]

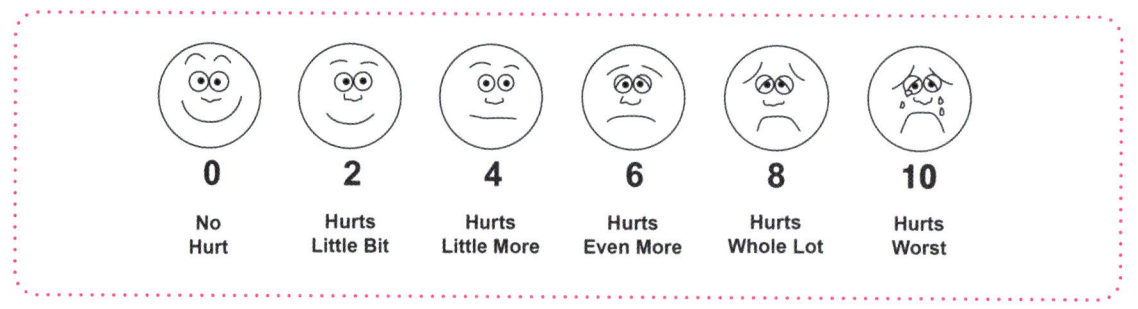

図1 Wong-Baker FACES® Pain Rating Scale

© 1983 Wong-Baker FACES Foundation.
(Baker C, Wong D. Q.U.E.S.T. A process of pain assessment in children. Orthopaedic Nursing. 1987; 6: 11-21. https://wongbakerfaces.org/instructions-use/)

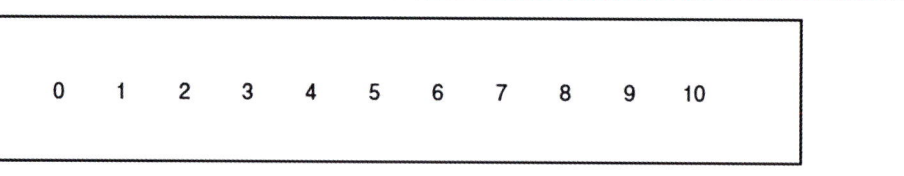

図2 Numeric Rating Scale-11

(Hatrick C, et al. Pain Pract. 2003; 3: 310-6)[9]

10点が想像しうる最大の痛みと評価した際に現在の痛みがどの位置に相当するかを児に提示してもらう評価方法で，8歳以降が対象とされている[10,11]．

(3) 心身障害児や知的障害児に適した痛みの評価尺度

心身障害児や知的障害児の痛みは，評価が難しく過小評価されやすい．これらの児の痛みの評価における問題点は，主に次の3点に大別される[12]．
①痛みを自己報告できない
②痙性麻痺や協調運動障害が行動観察を難しくさせる

表6 revised-FLACC

カテゴリ	0	1	2
表情		悲しい・心配した表情	苦痛，恐怖や動揺の表情
足の動き	普段通りの緊張や動き	断続的振戦	痙性の増悪，持続的振戦，反射（jerking）
活動性	規則的呼吸	緊張した動作，軽度興奮（頭位の前後動，攻撃性），浅い呼吸と間欠的深呼吸	強い興奮，頭を打ち付ける，シバリング，息こらえ，あえぎ呼吸，早い吸気
泣き声		断続的呻吟	反復性あるいは持続的呻吟
あやしやすさ			保護者を押し退ける，ケアや緩和処置に抵抗する

(Malviya S, et al. Paediatr Anaesth. 2006; 16: 258-65)[12]

③認知障害のある小児は既存の痛み測定ツールで扱われていないような異常行動や非典型的な顔面反応を示す

このような問題点に対応する場合，前述の FLACC pain scale に **表6** の記載項目を追加して評価する revised-FLACC（rFLACC）が有効である．4〜19歳が対象で，3以上を中等度の痛みとみなす[12]．

まとめ

痛みの評価尺度は，6歳以上で痛みの数値化が可能なら主観的評価尺度を用いる．それが難しい年齢層，心身障害児や知的障害児に対しては，客観的評価尺度として，それぞれ FLACC pain scale や rFLACC などを活用する．

【参考文献】
1) Uspal N, Black KD, Cico SJ. Pediatric pain management in the emergency department. Emerg Med Pract. 2019; 16: 1-24.
2) Schug SA, Palmer GM, Scott DA, eds. Acute Pain Management: Scientific Evidence 5th ed. ANZCA FPM; 2020.
3) Malviya S, Polaner DM, Berde CB. Acute Pain. In: Cote CJ, eds. A Practice of Anesthesia for Infants and Children 5th ed. Elsevier Saunders; 2013. p.909-48.
4) Pancekauskaite G, Jankauskaite L. Paediatric pain medicine: pain differences, recognition and coping acute procedural pain in paediatric emergency room. Medicina (Kaunas). 2018; 54: 94.
5) 橋本俊顕，福田邦明．発達障害児に見られる感覚過敏・感覚鈍麻．小児内科．2018; 50: 1155-57.
6) Allely CS. Pain Sensitivity and observer perception of pain in individuals with autistic spectrum disorder. Scientific World Journal. 2013; 2013: 916178.
7) Merkel S, Voepel-Lewis T, Shayevitz JR, et al. The FLACC: A behavioural scale for scoring postoperative pain in young children. Pediatr Nurs. 1997; 23: 293-7.
8) 飯村直子，楢木野裕美，二宮啓子，他．Wong-Baker のフェイススケールの日本における妥当性と信頼性．日本小児看護学会誌．2002; 11: 21-7.
9) Hatrick C, Kovan JP, Shapiro S. The numeric rating scale for clinical pain measurement: a ratio measure? Pain Pract. 2003; 3: 310-6.
10) Mcgrath PA, Seifert CE, Speechley KN, et al. A new analogue scale for assessing children's pain: an initial validation study. Pain. 1996; 64: 435-43.
11) Champion GD, Goodenough B, von Baeyer C, et al. Measurement of pain by self-report. In: Finley GA, McGrath PJ, eds. Measurement of Pain in Infants and Children. IASP Press; 1998: 123-60.
12) Malviya S, Voepel-Lewis T, Burke C, et al. The revised FLACC observational pain tool: improved reliability and validity for pain assessment in children with cognitive impairment. Paediatr Anaesth. 2006; 16: 258-65.

〈小林 匡　小原崇一郎　笹岡悠太　糟谷周吾〉

2. 人員・物品，モニタリング

1 人員物品

　人員の配置や物品の準備において，児の要素と手技に関わる要素の2つの確認が必要である．児の要素とは対象となる年齢・体格や基礎疾患等の有無であり，手技に関わる要素とは処置の内容，要求される鎮静・鎮痛レベル，必要とされる時間や予想される疼痛の程度などがある．また急変時対応のための，物品の確認と人的な緊急バックアップ体制についてもあらかじめ確認が必要である．特に人員に関しては，鎮静・鎮痛を行う時間帯（日勤帯であるか準夜，深夜であるか等）によって，提供体制が変わる施設も多く，留意が必要である．

（1）人員の配置（医師・看護師）と役割

　鎮静・鎮痛中は，呼吸状態，循環状態等を持続的に把握し，異常があった場合には瞬時の判断と対応が必須となる．薬剤投与等の鎮静・鎮痛に専念する役割とモニタリングの監視と記録を担う役割の最低2人は人員として配置する必要がある．急変時対応にはさらなる人員を要するため，あらかじめどの部署から応援が呼べるか，どこで対応するかの取り決めをしておくと良い．

　鎮静・鎮痛に関わる医療者は全員，急変時の初期対応ができるための，基本的な救命処置スキルを習得している必要がある．普段からシミュレーション教育などを通じて定期的にスキルをブラッシュアップしておくことが望ましい．

　薬剤の投与を担当する役は，鎮静・鎮痛だけでなく急変時に使用する可能性のある薬剤の知識が必要となる．モニタリングの監視と記録を担う役は，生体情報モニタリング（機械的モニタリング）だけではなく身体的評価にも精通している必要がある．

（2）物品の必要内容と配置

　物品については処置中に使用する鎮静薬，鎮痛薬やモニタリング機器，緊急バックアップのために必要な機器や薬剤を準備する．多様な年齢の患者に対応するデバイスのサイズにも留意する必要がある．事前に使用する可能性のある機器が正しく機能するかについても確認しておく（酸素投与器具や吸引器などは特に重要である）．

　鎮静・鎮痛を行う医療従事者も，各々の職域の限界，施設の規模や体制も様々であるため，その状況も勘案しつつ物品の準備と配置を検討する．物品は対象患者の年齢，大きさに合わせて様々なサイズを揃えておく．薬剤は体重ごとの投与量換算表などを添付しておくと使いやすい．救急カートも含め定期的に保守点検することも重要である．救急カートに望ましい機器と薬剤リストの一例を提示しておく 表7 ．

2 モニタリング

（1）モニタリングの目的と必要性

　モニタリングの目的には，鎮静・鎮痛中の合併症の発生を早期に発見することと鎮静の深度を把握することがある．合併症の発生と鎮静の程度は密接に関連があり，鎮静の程度つまり薬剤効果の程度を適切に把握することは安全な鎮静・鎮痛を遂行するために重要である[1]．鎮静の程度が深いほど合併症が増加するとされる[2]が，そもそも鎮静の深度は，その分類の境界も曖昧で，かつ浅いものから深いものまで連続性で時々刻々と変化する．つまり時間経過によって予想外の鎮静深度になってし

表7 救急カートに望ましい物品と薬剤リスト

- 静脈ライン確保器具
  駆血帯，留置針，輸液，注射針，骨髄針，シーネ，固定用テープ
- 基本的な気道系物品
  酸素投与マスク，フェイスマスク，自己膨脹式バッグバルブマスク
  吸引器具，吸引チューブ，経口および経鼻エアウェイ
- 高度な気道系物品
  ジャクソンリース式マスク，声門上器具
  気管チューブ，スタイレット，喉頭鏡
- 救急薬剤
  アドレナリン，硫酸アトロピン，生理食塩水
  抗ヒスタミン薬，ステロイド静注薬
  筋弛緩薬，拮抗薬など

表8 モニタリングに求められること

(1) 患者の会話や従命反応による意識レベルのモニタリング
(2) 気道開通性の監視と胸壁の動きの観察といった臨床所見，カプノグラフィ，パルスオキシメトリによる酸素化と換気のモニタリング
(3) 心拍数，血圧，ECGモニタによる血行動態モニタリング
(4) 各パラメータの経過記録
(5) モニタリングに専従する医師・看護師の配置

(1) は次項 ☞第2章-3
(American Society of Anesthesiologists Task Force on Moderate Procedural Sedation and Analgesia, et al. Anesthesiology. 2018; 128: 437-79)[3]

まう危険性がある．また体格や年齢，基礎疾患などによって薬剤に対する反応性にも差がある．鎮静の深度は一連のものと理解して，連続的にモニタリングすることが鎮静・鎮痛に重要となる．あくまで中等度鎮静を要するPSA（Procedural Sedation and Analgesia，処置時の鎮静鎮痛）という条件下ではあるが，米国麻酔科学会で提示されているモニタリングに求められること 表8 は参考となるだろう[3]．

(2) モニタリングの方法

モニタリングには生体情報モニタリング（機械的モニタリング）と身体的評価の主に2つがある．意識，呼吸，循環のそれぞれの評価には，生体情報モニタリング（機械的モニタリング）が大きな部分を占めるが，身体的評価も組み合わせて総合的に判断する．以下意識，呼吸，循環のモニタリング評価について記す．

a．意識の評価

身体的所見，つまり呼びかけなどによる反応性や体動などを参考に行う．ERや外来でよく使用されるGlasgow Coma Scale（GCS）などの数値化評価やPALS（Pediatric Advanced Life Support），JPLS（Japan Pediatric Life Support），PEARS（Pediatric Emergency Assessment, Recognition and Stabilization）などで使用されているAVPU反応スケールを繰り返し使用することで，客観性を担保できかつ推移も把握しやすくなる．

b．呼吸の評価

気道の開通，酸素化，換気（CO_2の貯留の有無）の3つで行う．気道の開通は身体所見が重要である（具体的な所見としては ☞第6章）．酸素化は機械的モニタリングであるパルスオキシメーターでの評価が主となる．換気は機械的モニタリングである呼気終末二酸化炭素モニター（カプノメーター）が望ましい．パルスオキシメーターは低酸素血症を，カプノメーターは高二酸化炭素血症つ

り低換気や無呼吸をモニタリングすることが可能で，共に呼吸状態の悪化の早期発見に有用である．特に酸素を投与している状況では酸素飽和度は低下しにくくカプノメーターが重要であり，中等度鎮静では推奨，深鎮静では必須とされる．身体所見として胸郭の動き（一回換気量，呼吸数）などに注目する．呼吸音，呼吸様式（努力性呼吸の有無など）や呼吸数は聴診や視診によって評価する．これらは呼吸の評価のすべてに共通する情報となる．チアノーゼは視診で評価するが，酸素化の障害がある程度進まないと認識できないことに留意する．

c．循環の評価

機械的モニタリングとして心拍数や血圧（非観血的）値の評価がまずは必要である．しかし非観血的血圧測定は正確に計測できない場合も多く，その際には聴診や脈の触診などの身体所見を組み合わせて評価を行う．循環障害の有無の把握だけでなく，不整脈の出現の有無も重要となる．心電図モニターは不整脈の発見に力を発揮する．中等度以上の鎮静深度を要する場合には必須となっている．不整脈の既往がある児には必要である．

（3）モニタリングに必要な物品

どのような機器を準備するかは，処置に必要な鎮静・鎮痛の程度，使用する薬剤の特性，処置に要する時間，合併症リスク，処置前の状態などを考慮して，処置前にあらかじめ議論し決めておく．

パルスオキシメーター，カプノメーター，血圧計，心電図モニター，記録媒体（紙，電子，音声）等を準備する．デバイスのプローブ，マンシェットなど年齢や体格に応じた複数のサイズを用意する．

【補記】 一例として血圧測定のマンシェットの大きさについて記載する．
・幅は，上腕の長さの 2/3 とされる．

JIS 規格では，3か月未満	3cm
3か月以上3歳未満	5cm
3歳以上6歳未満	7cm
6歳以上9歳未満	9cm
9歳以上	12cm
成人（上腕用）	14 cm

（マンシェット内のゴム囊が上腕中部）

・周囲径の 40％を覆っていることや上腕動脈の上にくることが必要である．
・マンシェットの幅が広いと実際より低く，逆に幅が狭いと高く計測される．
・自動血圧計は手動よりも高めに計測される．

年齢別のバイタルサインの正常値の表や意識レベルの評価におけるスケール表（GCS など）も準備してチームで共有しておくべきである．

各モニターは，見落としのリスクを避けるために 1 つの視野で確認できる配置が理想的で，少なくとも頭の向きを変えないといけないような状況は避けるように配置する．各種モニターを確認するタイミングや順序などを決めておくことも良い．電源系のチェックも忘れてはならない．充電がしっかりとできていないと移動中など問題となる（実際に外してチェックするなどをしてみて確認する）．またコンセントが三口コンセントであるか否かなどもあらかじめ確認をしておく．

各学会が示す PSA 時のモニタリングの推奨について要約したものを 表9 に示す．中等度鎮静以上の鎮静レベルを要する PSA においては，鎮静レベルがより深化する可能性を念頭に備えておく必

2. 人員・物品，モニタリング

表9 各学会における推奨モニタリング

学会 出版年	鎮静深度 目的	呼吸数	SpO$_2$	EtCO$_2$	血圧	心電図	心拍数 脈拍数	意識 レベル	記録 間隔
JPS/JSPR /JSPA 2020[5]	MRI	必須	必須	推奨	望ましい[※1]	望ましい[※2]	必須	—	5分毎
AAP/AAPD 2019[1]	軽度鎮静	—	—	—	—	—	—	必須 間欠的	—
	中等度 鎮静	必須	必須	推奨	必須	必須[※3]	必須	—	10分毎
	深鎮静 全身麻酔	必須	必須	必須	必須	必須	必須	—	5分毎
ASA 2018[3]	中等度 鎮静	必須	必須	推奨	必須	必須[※3]	必須	必須 間欠的	5分毎
ASA 2002[2]	深鎮静	必須	必須	検討	必須	必須	必須	必須 間欠的	5分毎
ACEP 2005[6] 2014[7]	ERでの処置	必須	必須	推奨	必須	—	必須	望ましい	—

JSP：日本小児科学会，JSPR：日本小児放射線学会，JSPA：日本小児麻酔学会，AAP：American Academy of Pediatrics，
AAPD：American Academy of Pediatric Dentistry, ASA：American Society of Anesthesiologists，
ACEP：American College of Emergency Physicians, ER：救急室，—：記載なし．
※1：血圧低下をきたす可能性がある薬剤を使用する場合
※2：不整脈の既往がある場合
※3：先天性心疾患など心血管疾患の既往や不整脈の既往がある場合
（文献1，3～7より）

要がある．呼気終末二酸化炭素分圧（EtCO$_2$）を測定するカプノメーターに関しては，救急外来で十分普及しているとは言い難いが，どの学会の推奨度も近年「推奨」か「必須」となり，今後は経皮的動脈血酸素飽和度（SpO$_2$）を測定するパルスオキシメーターと同様に必須項目となると予想される．ただし，測定ができない気管支鏡検査，顔面外傷の処置などではその旨を記録しておくことが望ましく，本人の協力が得られない幼児などの場合は，鎮静開始後に測定を開始することは許容される[4]．血圧測定においても，患児が間欠的なカフの刺激で覚醒してしまう可能性があり，必要に応じて患児の呼吸や循環が安定していれば測定間隔を通常は5分毎であるが10～15分毎に延長することは許容される[4]．

（4）記録

鎮静・鎮痛中の記録は，所定の記録用紙に記録し診療録として保存する．MRI検査の鎮静で記録を行っていたのは小児科専門医研修施設341施設のうち22.6％のみであったと報告されている[8]．現状でも記録は予想以上に実施されていないことも予想される．

記録の重要性は安全に鎮静・鎮痛を行うためだけでなく，事故訴訟などから医療従事者を守るといった側面もある．国際的な医療評価団体（JCI：Joint Commission International）等において，合併症が生じた際の報告および記録が施設基準の1つになっており記録が重要であることの証左に他ならない．

記録用紙は施設毎にあらかじめ用意しておくことが望まれる．原則として各施設でコンセンサスを得た内容で作成する．作成にあたり参考となるものは，MRI検査のためのものであるが日本小児科学会が公表したMRI検査時の鎮静に関する共同提言[5]などがある．その中で救急外来における鎮静・鎮痛の状況に一番合致していると考えられる記録用紙を参考のため提示しておく 図3．

記録のタイミングについては，鎮静・鎮痛前，薬剤投与後，処置中，処置後，帰宅（離院）時は必

ID＿＿＿＿＿＿＿氏名＿＿＿＿＿＿＿　＿＿歳　ヶ月　体重　　kg

*電子カルテにとりこみをお願いします

大分大学小児科　鎮静時の評価と記録のシート No 5

実施検査：MRI・CT・腰椎穿刺・髄液注射・骨髄穿刺・PICC 挿入・その他（　　　　）

責任者：鎮静（　　　　）　手技（　　　　）　ナース（　　　　）

鎮静前評価（主治医）　　　　　　基礎疾患（　　　　　）

実施日　　年　　月　　日

アメリカ麻酔学会*の分類（Ⅲ以上は麻酔科）
分類Ⅰ(全身疾患なし)・分類Ⅱ(軽度-中等度の全身疾患)
分類Ⅲ以上(重篤な全身疾患-生命の危機)

挿管困難の評価
Ⅲ以上は挿管困難
＊評価困難時は記載不要

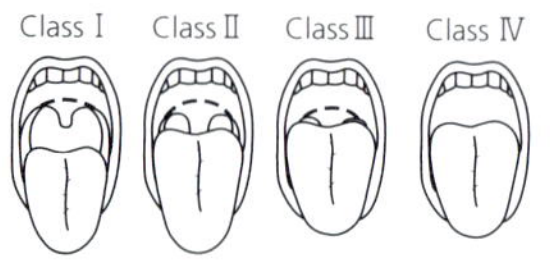

□ アレルギー(薬剤/喘息など) *喘息：イソゾール禁　なし・あり
□ 気道閉塞に関わる因子(扁桃肥大、小顎、いびきなど)
なし・あり＿＿＿＿＿＿＿
□ 過去の鎮静歴 なし・あり
ありの場合：合併症/注意点＿＿＿＿＿＿＿
□ 使用薬剤の禁忌　なし・あり

当日の評価
□ 心拍　回/分　□呼吸　回/分　血圧　mmHg
□ 酸素飽和度　%　□体温　℃
□ 感冒症状　なし　あり
□ 絶飲食：　順守　一部順守　順守不可
□ 鎮静同意書あり　□蘇生道具の準備

鎮静時の記録(鎮静担当)

*イベントマーク　●:鎮静開始/終了　◆:検査開始/終了　#1、#2、#3…:有害事象　■造影剤

実際時刻		:	:	:	:	:	:	:	:	:	:	:	:	:
鎮静時間		0:00	0:05	0:10	0:15	0:20	0:25	0:30	0:35	0:40	0:45	0:50	0:55	1:00
イベントマーク														
薬剤量 mg（投与量）	アトロピン													
	イソゾール													
	ケタラール													
	（　　）													
心拍数／血圧														
SpO_2／$etCO_2$														
鎮静スコア(PSSS*)														
酸素（L/min）														

*PSSS スコア(0-5 点)：　5.著明な体動/処置不能　4.軽い抑制が必要な体動　3.抑制不要の体動　2.体動なし/苦悶なし
(鎮静開始後に記入)　1.バイタル正常/気道介入　0.バイタル異常/治療介入が必要

有害事象の記録(鎮静担当とナース)

有害事象	#1	#2	#3
起こったこと(右記の番号でも可)			
やったこと(気道確保、酸素投与など)			
続いた時間(分)			

有害事象(例)
① SpO2 低下<90% (1 分以内/1 分以上)
② 気道閉塞：舌根沈下、分泌物
③ 気道過敏：喘鳴、咳き込み
④ 嘔吐
⑤ 不整脈：3 連以上の期外収縮など
⑥ 興奮(脱抑制)
⑦ 蕁麻疹
⑧ その他：具体的に

検査終了後から覚醒確認までの記録(ナース)

帰室から覚醒まで	帰室時間(　:　)～覚醒確認時間(　:　)　**確認者(　　　)**
覚醒時バイタル	血圧　mmHg　脈拍　回/分　SpO_2　%
有害事象の有無	なし・あり（　　　　）持続時間（約　分）

担当看護師サイン＿＿＿＿＿＿　鎮静責任者サイン＿＿＿＿＿＿

図 3　大分大学での記録用紙（例）

記録のタイミングについては，鎮静・鎮痛前，薬剤投与後，処置中，処置後，帰宅

須である．特に鎮静・鎮痛中は，酸素飽和度，心拍数は経時的に監視し定期的に記録する．身体所見も併せて記録することが望ましい．カプノメーターが利用できる場合は，呼気終末二酸化炭素分圧も記録する．

記録間隔については，5 分おきに記録することが多い．異常値の出現や異常と考えられる事象が発生すれば，その都度記録用紙に記載する．薬剤等の有害事象の記録も記載することも忘れてはならな

い．

　鎮静状態のスケール評価も有用である．小児科領域ではあまり馴染みがないが麻酔科領域では評価スケールである RASS（Richmond Agitation-Sedation Scale）[9] や Modified RSS（Ramsay Sedation Scale）[10] などがあり参考となる．使用するメリットは，簡便性と数値化することで客観的提示が可能であること，さらには短時間に繰り返し評価ができることも挙げられる．

（5）モニタリングの留意点

　小児の鎮静における合併症の調査報告においてもモニターの不適切な解釈はリスク因子の1つとされる[4]．生体情報モニタリング（機械的モニタリング）の数値や波形だけを鵜呑みにしてはならない．機械による計測の限界があることを知っておく．機器は正しく装着され，情報が正常に示されていることが重要である．不適切な装着は判断を誤る原因となる．機器のアラームに関しては，年齢・体格だけでなく症例毎に正常値が異なる場合もあるので，事前に適正と考えられる範囲に設定し，不要なアラームの発生を極力減らすべきである．アラームの発生は10回のうち9回は偽陽性であるといった観察研究の報告もあり[11] すべてのアラーム音が異常事態を示しているわけではないが，アラームを無視することは危険であり，安易に偽陽性と判断せずに必ず身体的評価も併せて解釈する．また正常範囲内の値であっても急激な値の変化にも留意する必要がある．

3 緊急時のバックアップ体制

（1）緊急時のバックアップの必要性

　鎮静・鎮痛においては，気道閉塞，呼吸停止，徐脈，心停止などの致死的な合併症を引き起こす危険性がある．そのため患者の監視に専念できる人員の配置，蘇生用の器具や薬剤の準備が必須となる．蘇生には通常の鎮静・鎮痛以上の人員が必要となるので，各個人が緊急時のバックアップの必要性について意識すること，そして病院全体としてバックアップ体制を構築することが重要である．鎮静の管理部門の設置を行うことも推奨されている[12]．

（2）緊急時のバックアップ体制

　緊急時や蘇生時に対応するバックアップ体制についての具体的手順の策定が重要である．具体的な手順の内容には，緊急時の人員の確保の方法，連絡体制，対応する場所，使用する機器の設置や薬剤の種類の決定などがあげられる．同じ施設でも，休日夜間帯など条件によって対応能力は変わってくる．動線や人員を含めた医療資源の備えは各施設で異なるため，あらかじめどのようなバックアップ体制をとれるかの事前の準備は各施設で関係各所との事前協議で決定し，シミュレーションを重ねることが望ましい．

（3）緊急時に必要な物品と薬品

　急変は呼吸状態の悪化で始まることが多く，迅速な対応が求められる合併症である．低血圧，徐脈，心停止が起こる可能性にも留意する．薬剤によるアナフィラキシー，基礎疾患次第ではより重篤な合併症を生じる可能性がある．それぞれの合併症に対応できる準備を進める必要がある．

　具体的には，まず酸素投与と吸引がいつでも迅速に開始できる環境を整えることである．配管の有無によって，酸素ボンベや移動式吸引器を準備する必要がある．次に緊急対応に必要な物品や薬剤を準備する（上記救急カートの例 表7 参照）．救急カート以外には使用する頻度は少ないものの AED ないし除細動器の準備も重要となる．年齢や体格に応じてサイズが異なるものは，目安となるサイズ

を起点に複数のサイズを用意する．体重ごとの薬剤投与量換算表などもあらかじめ用意しておく．

　上記の物品と薬剤の定期的な整備や見直しも必要であり，使用期限切れなども避けなければならない．救急カートの内容等は緊急時対応を行う人員，バックアップチームと事前に相談することも重要である．人員のみ到着して物品や薬剤がないといった状況は避けなければならない．

（4）緊急時のバックアップに必要な技能

　まず大切なことは，適時に緊急バックアップ体制を立ち上げることである．バックアップチームが到着するまでの間，基本的な救命処置を行わなければならない．まずは心停止に対する一次救命処置（気道確保，胸骨圧迫，除細動）を習得している必要がある．次に呼吸障害に対するスキルが重要となる．気道確保とバッグマスクによる用手換気，窒息など含めた上気道閉塞への対処がしっかりと実施できることが望まれる．そしてさらには気管挿管，除細動などの二次救命処置も習得している方が良いだろう．その他，特殊な状況としてはアナフィラキシーなどにも対応できることが必要となる．あらかじめ静脈路がなければ緊急的な静脈路確保も必要となるため，その技術も必要とされる．鎮静・鎮痛剤などの薬剤の知識も緊急時対応をするためには必要となる．年齢や体格に見合った投与量などもあらかじめ知っておくか，体重ごとの薬剤投与量換算表などを参考にしても良い．

　いずれのスキルも自分の能力と限界を認識しておくことや各々の職務規定に従うことが重要である．1回限りのスキル取得だけでなく，維持についても急変時対応シミュレーション勉強会や緊急処置の講習会（JPLS，PEARS，PALS など）などに定期的に参加するのも一つの方法であろう．施設毎に，救急外来での鎮静・鎮痛の状況をシミュレーションするような勉強会を企画することができれば良いだろう．

　「処置目的の中等度鎮静に関するガイドライン 2018 年度版（ASA-SED2018）」にも記載されている，鎮静現場の医療者にどのようなことが求められるかは非常に重要でありまとめて提示する[3]．

- 基本的な気道確保の技術
- 吸引，補助酸素，高度な気道管理器具，陽圧換気器具を使用できる技術
- 点滴確保の技術
- 使用鎮静薬と他薬物との相互作用についての理解
- 院内急変対応システムの起動
- 一次救命処置

【参考文献】

1) American Society of Anesthesiologists Task Force on Sedation and Analgesia by Non-Anesthesiologists. Practice guidelines for sedation and analgesia by non-Anesthesiologists. Anesthesiology. 2002; 96: 1004-17.
2) Agrawal D, Manzi SF, Gupta R, et al. Preprocedural fasting state and adverse events in children undergoing procedural sedation and analgesia in a pediatric emergency department. Ann Emerg Med. 2003; 42: 636-46.
3) American Society of Anesthesiologists Task Force on Moderate Procedural Sedation and Analgesia, American Association of Oral and Maxillofacial Surgeons, American College of Radiology, et al. Practice guidelines for moderate procedural sedation and analgesia 2018. Anesthesiology. 2018; 128: 437-79.
4) Coté CJ, Wilson S. Guidelines for monitoring and management of pediatric patients before, during, and after sedation for diagnostic and therapeutic procedures. Pediatrics. 2019; 143: e20191000.
5) 日本小児科学会，日本小児麻酔学会，日本小児放射線学会．MRI 検査時の鎮静に関する共同提言（2020 年 2 月 23 日改訂版）．日本小児科学会雑誌．2020; 124: 771-805.
6) Godwin SA, Caro DA, Wolf SJ, et al. Clinical policy: procedural sedation and analgesia in the emergency department. Ann Emerg Med. 2005; 45: 177-96.
7) Godwin SA, Burton JH, Gerardo CJ, et al. Clinical policy: procedural sedation and analgesia in the emergency department. Ann Emerg Med. 2014; 63: 247-58.
8) 山中　岳，勝盛　宏，草川　功，他．小児科専門医研修施設における MRI 検査時鎮静の現状．日本小児科学会雑誌．2017; 121: 1920-9.
9) Sessler CN, Gosnell MS, Grap MJ, et al. The Richmond Agitation-Sedation Scale: validity and reliability in adult in-

tensive care unit patients. Am J Respir Crit Care Med. 2002; 166: 1338-44.
10) Kaplan RF, Yaster M, Srafford MA, et al. Paediatric sedation for diagnostic and therapeutic procedures outside the operating room. In: CJ Coteé, ID Todres, JF Ryan, NG Goudsouzian, eds. A practice of anaesthesia for infants and children. WB Saunders Company; 2001. p.584-609.
11) 石川淳哉. 特集　モニター crying wolf アラームは敵か味方か？ Intensivist. 2011; 3: 181-88.
12) 日本麻酔科学会, 編. 安全な鎮静のためのプラクティカルガイド. 2022 年 2 月 16 日改訂版.

〈岡本吉生　西田志穂　笹岡悠太　加久翔太朗〉

3. 鎮静・鎮痛前の評価・基準: 説明と同意，プレパレーション

1 説明と同意

　鎮静・鎮痛という行為は呼吸抑制や循環抑制等の様々な合併症をきたす可能性がある．そのため患児や保護者に対して，鎮静・鎮痛の利点，必要性，副作用等十分に説明を行い，さらにその同意を得る必要がある．そして救急外来での鎮静・鎮痛は特殊な状況であることについての理解も得なければならない．

　救急外来での鎮静・鎮痛がいかに特殊であるかについて記載することは，本節の主旨から少し外れるが，非常に重要な部分であるため，以下具体的に挙げる．①画像検査（MRI 検査や超音波検査等）のための鎮静のような計画された鎮静・鎮痛ではない．②処置には疼痛を伴うことが多く，鎮静薬に加えて鎮痛薬を併用しなければならない．また疼痛の程度も，軽いものから強いものまで様々で使用される鎮痛薬の種類も多岐にわたる．③十分な時間をかけての説明が難しく，患児へのプレパレーションを行う時間的余裕も少ない．④多くの患児は初診で，鎮静・鎮痛前のリスク評価（基礎疾患等の把握も含め）にも限界がある．⑤嘔吐誤嚥を避けるために必要な鎮静・鎮痛前の経口摂取制限（2-4-6 ルール等）を遵守することが難しい．⑥処置の内容や侵襲度によって，要求される鎮静の深度や鎮静・鎮痛状態を維持する時間が異なり，合併症・副作用出現の予測が難しい．⑦処置においては，画像検査のような完全な不動化は必要ないが，予想外の状況であることで患児の過度の緊張や不安を生じさせてしまい，当初の鎮静深度の大幅な変更や予想された鎮痛効果が得られないことも多い．

（1）説明内容

　本項では説明内容として最重要事項と考えられる項目のみ提示する．状況が許す限り年齢や発達に応じた理解度に配慮した説明を心がける．わかりやすい説明は，保護者の安心感だけでなく患児の警戒心も和らげることにも繋がる．

a．鎮静・鎮痛を行う目的，必要性とメリット

　鎮静によって体動を抑え，確実かつ安全な処置が可能となること．鎮痛により痛み等の身体的苦痛が抑えられること．また処置に対する不安や処置後の精神的な苦痛等も軽減される可能性があることなどが主に挙げられる．また鎮静・鎮痛を行わないという選択肢についても触れておく必要があるかもしれない．

b．鎮静・鎮痛の方法

　使用する（または可能性のある）薬剤の種類や投与経路（経口，経静脈等）の選択肢について提示する．

c．鎮静・鎮痛に伴うリスクおよび合併症

　鎮静・鎮痛状態に起因するものとして嘔吐，呼吸抑制，循環抑制があること．また使用する（または可能性のある）薬剤ごとの特有の有害事象についても言及する必要がある（本邦の MRI 検査の報

告等[1,2]を参考）．小児では投与量等も含め，薬剤添付文書から外れて使用する場合がある．その際には該当する薬剤を使用する（または可能性がある）旨とそのメリットおよびデメリットを説明，承諾を得ておく必要がある．

d．救急外来で鎮静・鎮痛を行う特殊性

上記記載の救急外来で処置を行うが故の特殊性について言及する．

e．急変時の対応

偶発症ないし有害事象に対して迅速な応急処置を施せる体制を常に整えていること．
また帰宅ができずに入院となる可能性などについても言及する．

f．鎮静・鎮痛の限界

鎮静・鎮痛の限界についても言及する．目標とする鎮静・鎮痛レベルが得られるとは限らない．小児では体格が小さく呼吸循環等の予備能力も低いことや，救急外来という特殊な状況であること，成人と比較して使用できる薬剤も限られていることなどの理由にも言及する．入院した上で処置となる可能性についても併せて説明する．

g．帰宅後の注意点

意識や呼吸などの問題が生じた際には，迅速に病院を受診すること．半日程度は嘔吐やふらつきなどの症状が出現することがあり，保護者は目を離さないこと，1人での入浴や運動なども避けることなどに言及する．

h．帰宅後に異常が発生した際の医療機関への連絡方法

特に夜間帯の連絡先等を明確に提示しておくことが重要である．

（2）同意書の作成と取得

原則として各施設でコンセンサスを得た内容で説明，同意を得ることが必要である．内容等も含めて参考となるのは，MRI検査のためのものであるが，日本小児科学会が公表したMRI検査時の鎮静に関する共同提言[3]などがある．説明と同意は処置を行う医師あるいは実際に鎮静・鎮痛を行う医師が行うことが原則である．説明と同意の方法は，口頭だけでなくカルテへの記載を行うか，書面を使用した場合はその書面をカルテに取り込むことも忘れてはならない．説明と同意には，患児や保護者からの疑問や質問にしっかりと答えることも含まれる．それは医療者側と患児や保護者との信頼関係の構築に繋がり，医療側の訴訟対策としても重要である．いったん医療訴訟や裁判といった状況になると，説明義務違反にあたらないかが一番の争点となる．つまり患児や保護者が十分に納得したかが問われる．状況によっては成人と比べてどのような配慮を行ったかなどまで要求されることもある．医療者として鎮静・鎮痛は通常の診療行為の1つであるといった認識をまずは忘れてはならない．

（3）説明と同意の書面の一例

鎮静・鎮痛についての説明と同意および帰宅後の注意点の説明の一例を提示する 図4 図5 ．原則として各施設でコンセンサスを得た内容および形式のものをあらかじめ用意しておく．

2 プレパレーション

鎮静・鎮痛に対する非薬理学的介入の方法の1つにプレパレーションがある．行われる処置に関して年齢や理解度に併せてわかりやすく説明して理解させることで，患児の心の準備を促す．処置に対する恐怖や不安などを少しでも取り除くことで，鎮静・鎮痛の効果を上げることを期待する．痛み

★救急外来での処置における鎮静鎮痛についての説明書及び同意書（例）

- 鎮静・鎮痛薬を使用することで，体動が抑えられ確実かつ安全な処置が可能となり，また眠った状態で処置を受けることで，痛みや不安恐怖も軽減することが期待できます．
- 鎮静・鎮痛薬には以下の投与方法があります．
    - 経口内服薬： 飲み薬　　　　トリクロリール®シロップなど
    - 座薬・注腸液：肛門から挿入　エスクレ®座剤・注腸液など
    - 静脈注射薬： 静脈から注射　ドルミカム®・ラボナール®・ケタラール®・フェンタニル・セルシン®・フェノバール®など
    - 筋肉注射薬： 筋肉に注射　　ケタラール®・セルシン®など

お子さまの病状や病態にあわせて鎮静・鎮痛薬の使用種類や使用量を決定します．
本日処置に用いる（又は使用する可能性のある）薬は，

　　　　　　　　　　　　　　　　　　　　　　　　　　　　　　　　　　　です．

- 鎮静・鎮痛薬は"気道・呼吸・循環のコントロール"という生命を守る機能に作用する薬であり危険を伴うこともあります．頻度は決して多いわけではありませんが，具体的な合併症・副作用には，薬による点滴部位の痛み，腫れや色調変化，吐き気，嘔吐，アレルギー反応，また重篤な合併症では呼吸抑制，呼吸停止などがあります．
- 当院では合併症・副作用に迅速に対応できる体制を整えた上で，鎮静・鎮痛を行っており，緊急時には最善の処置を行います．やむを得ず入院となることもあります．
- 救急外来での鎮静・鎮痛は，緊急的に行うため，嘔吐や誤嚥など防ぐための食事や水分の制限が十分にできないこと，鎮静の深さや必要とする時間も予測しにくいこと，処置には疼痛を伴うため複数の薬を使用せざるを得ないことが多いなど特殊な状況であると考えられます．
- 鎮静・鎮痛自体がうまくいかないこともあります．救急外来という特殊な条件下であるだけでなく，成人と比べて使用できる薬の種類や量なども限られていることなどが挙げられます．場合によっては救急外来でなく入院した上で，処置を行うかもしれません．
- 何か不明な点がありましたら，どうぞご遠慮なく担当の医師にご質問下さい．

- 私は，以上の救急外来での処置における鎮静・鎮痛についての説明を受け，理解しました．
　　　　年　　　月　　　日
　　患者名：
　　患者または保護者（続柄：　　　　　）（署名）
- 救急外来での処置における鎮静・鎮痛を希望されない場合は，以下の欄にご署名ください．
　　私は，救急外来での処置における鎮静・鎮痛の必要性についての説明を受けましたが，子どもに鎮静・鎮痛を行うことを希望しません．
　　　患者または保護者（続柄：　　　　　）（署名）
- 担当医師記載
　　上記患者及び保護者に対して，本文書において救急外来での処置における鎮静・鎮痛について説明しました．
　　　説明日：　　　　　　年　　　月　　　日
　　　　　　　　　　　　科　　　　　　　　担当医（署名）

図4

> **★帰宅後の注意点について説明書及び同意書（例）**
>
> 帰宅できる状態と判断してお帰り頂きますが，帰宅後12時間程度は以下のことに注意して下さい．
>
> ・ふらつきなどの影響がみられることがあり，転倒などの外傷に気を付けて下さい．
> ・基本的に保護者の目の届かない状況は避けて下さい．
> ・いったん覚醒しても再度寝てしまった場合，約2時間以内に声掛けをしてみて問題がないことを確認して下さい．
> ・1人での入浴や運動は避けてください．
> ・嘔吐することがあるかもしれませんので，経口摂取はまず少量の水からはじめて，大丈夫であることを確認して，ゆっくりと食事を開始して下さい．
> ・呼吸のしかたがおかしい，起こしても全く反応しない又は目を覚まさないなどはすぐに救急車を呼んで下さい．
> ・その他，帰宅後にご心配な点などありましたら以下の連絡先にお電話下さい．
>
> 　　　　　電話　〇〇-〇〇〇〇-〇〇〇〇（代表）
>
> ・私は，以上の帰宅後の注意点についての説明を受け，理解しました．
> 　　　　　年　　月　　日
> 　患者名：
> 　患者または保護者（続柄：　　　　）（署名）
> ・担当医師記載
> 　上記患者及び保護者に対して，帰宅後の注意点について説明しました．
> 　説明日：　　　年　　月　　日
> 　　　　　科　　　　　　　担当医（署名）

図5

に関して，患児が予想できないような状況においては，より強く痛みを感じやすいといった報告もあり[4]，プレパレーションは鎮静・鎮痛行為の一部と考えることができるだろう．

　救急外来での処置という特殊な状況では時間的な制限もあり，日常診療で通常使用されているプレパレーションの内容をそのまますべて実行することは現実的にはかなり困難である．海外のように救急外来専属のチャイルド・ライフ・スペシャリスト等を備えることは本邦の現状では期待できない．頻度の高い処置などに対してであれば，あらかじめプレパレーション用の資料を作成しておくことが可能かもしれない．

　患児によって落ち着くことができる環境や状況は様々であり，できる限り保護者からの情報も取り入れることが重要である．プレパレーションを代表とした非薬理学的な介入は薬物的介入と組み合わせることで相乗効果が期待できる．まずは各施設や部門で実行可能な介入の仕方を検討することをすすめたい．

　以下救急外来において実現可能と考えられる方法の一例を挙げてみる．

- 患児の気をひくことができる物（例：おもちゃ，DVD，動画など）をあらかじめ用意しておく（いわゆるディストラクション）
- 視覚的不快刺激をさけるため，処置室の明るさの調整も重要である．明るい場合が安心できるケースもあるが，逆に暗い方が安心できる場合もある．不必要な大きな器材や医療者の服装なども考慮

できると良い．
- 聴覚，嗅覚の不快刺激もなるべく避ける．具体的には消毒薬や薬剤の臭い，機械から出る電子音，医療者の会話についても留意する必要がある．処置中の声かけなども重要となるだろう．
- 体格が小さい場合には，ベアーハグやカンガルーハグなどのコンフォートポジショニング用品を救急外来に準備しておくのもよいかもしれない．

（詳細については ☞第6章-3）

【参考文献】
1) 小児医療委員会報告．MRI検査を行う小児患者の鎮静管理に関する実態調査．日本小児科学会雑誌．2013; 117: 1167-71.
2) 日本小児科学会医療安全委員会報告．小児科専門医研修施設におけるMRI検査時鎮静の現状．日本小児科学会雑誌．2017; 121: 1920-9.
3) 日本小児科学会，日本小児麻酔学会，日本小児放射線学会．MRI検査時の鎮静に関する共同提言（2020年2月23日改訂版）．日本小児科学会雑誌．2020; 124: 771-805.
4) 寺西英人，寺田喜平．痛みがもたらす変化．小児内科．2018; 50: 1038-41.

〈岡本吉生　小原崇一郎　杉澤由香里　梅野直哉〉

第3章 薬剤の特徴と使い分け

1. 総論：薬物動態の基礎

はじめに[1]

- 薬物投与から効果発現までの過程は，
  - 薬物投与量と血中濃度の関係を考える薬物動態（pharmacokinetics：PK）
  - 薬物濃度と効果の関係を考える薬力学（pharmacodynamics：PD）

  に大別される[2,3]．

1 薬物動態とは？[1]

- 薬物が投与された後，体内では吸収（absorption），分布（distribution），代謝（metabolism），排泄（excretion）といった過程（ADME）が並行して起こっている．
- 薬物動態とはいわば「薬物濃度の時間変化」であり，その過程における体内薬物の挙動，濃度・曝露量の推移を記述しようとする定数が薬物動態パラメータである．
- 主なパラメータには，半減期（$t_{1/2}$），クリアランス（clearance：CL），分布容積（volume of distribution：V_d）などがある．
- 「薬物動態を求める」とは，薬物の濃度（主に血中濃度）を測定し，これらのパラメータを算出することである．
- 薬物動態を求めるために，生体全体を薬物処理系として捉え，生体内をいくつかの処理区画に分けて考えるコンパートメントモデルが用いられている．
- コンパートメントモデルは，薬物を生体に投与した後の動態を速度論的に解析するための算術的モデルである[2-5]．

2 効果部位濃度[1]

- 多くの薬物動態はマルチコンパートメントモデルで表されることが多い．
- 薬物が注入されるセントラルコンパートメント（静脈投与の場合，通常は血中）と，薬物が再分布するいくつかの末梢コンパートメント，薬物が効果を発揮する「効果部位」で構成されており，これらに加えて薬物の代謝による消失が加味される[4]．
- マルチコンパートメントモデルを利用することにより，血中濃度が上昇してから薬物の効果が出現するまでの時間的遅れを「効果部位濃度」という指標で説明することができる．例えば，静脈麻酔薬では静脈注射後，就眠作用を発揮するまでにタイムラグが生じる．これは，就眠効果を発揮する

作用効果部位に薬物が到達するまでに遅れが生じるためである．

3 薬力学とは？[1]

- 薬物濃度と効果の関係を考えるのが薬力学（pharmacodynamics：PD）である．
- 同一用量を投与しても患者によって効果の発現，すなわち「感受性（S）」が異なる原因として，
  ・同じ用量を投与しても薬物血中濃度が同じにならないという「薬物動態（PK）」の個人差
  ・同じ濃度であっても効果の発現すなわち「感受性（S）」が異なるという「薬力学（PD）」の個人差

  の双方が考えられる．
- 薬物の薬理作用は作用部位の受容体と結合する薬物量の影響を受けることから，薬物の血中濃度を推測し，薬理作用が最大限に，かつ副作用が最小限になるような血中濃度域（有効治療域）内に収まるように「薬物動態」的に投与量を個別化することが，より合理的な薬物投与につながる．

4 有効治療域（therapeutic window）とは？[1]

- 有効治療域とは，理想的な臨床効果が期待される薬物濃度のことである．
- 有効治療域内の薬物濃度は期待される理想的な臨床効果と関連する．有効治療域よりも上の薬物濃度（危険域または中毒域）であれば副作用が，また，それよりも下の薬物濃度（無効域）であれば期待以下の臨床効果がもたらされる．
- 薬剤による鎮静や鎮痛の到達目標は，望まれる臨床効果が期待される「適切な」薬剤を「適切な」タイミング・時間で投与することである．「適切な」薬剤が「適切な」タイミング・時間で投与されない場合，鎮静や鎮痛の失敗が発生する．

5 投与経路と薬物動態[1]

- 薬物の体内への移行は投与経路によって異なる．
- 静脈内投与では投与された全量が体内へ移行するのに対し，経口投与では一部しか移行しない．
- バイオアベイラビリティ（bioavailability）（fraction：F）：投与された薬物量と全身循環に到達した薬物量を関連づける係数．「バイオアベイラビリティ＝消化管膜透過吸収率×小腸初回通過効果回避率×肝臓初回通過効果回避率」であり，様々な機序が関与する．
- Fは0〜1の値をとり，値が1に近いほど吸収率が高い．静脈内投与がF＝1で，他の投与法（剤形）では低下する．例えば，アセトアミノフェンの場合，経口では0.60〜0.89，直腸投与では0.24〜0.98と大きくばらつく．
- 初回通過効果（first pass effect）：薬物が消化管から吸収され肝を経て全身に移行していく前に，小腸や肝臓で代謝を受ける現象．肝で代謝されやすい経口剤では消化管で吸収後，門脈経由で肝を通過し，代謝されてから血中に移行するためバイオアベイラビリティが低下する．
- バイオアベイラビリティには個体差が存在するが，一般的には，静脈内投与と比べて，筋肉内注射や皮下注射，経口投与などの経路では，吸収や代謝の影響を受けて，循環血液中への移行量は減少し，初回通過効果などの代謝の影響のために血中濃度のピークが遅くなる．

6 剤形による投与経路の相違[1,6,7]

- 経口投与：消化管である胃・小腸で吸収されるものの，薬物による胃腸障害が生じやすく，消化管内（特に胃）で薬物が胃酸等で分解されやすく，また，吸収後に肝臓で初回通過効果を受け効果発現まで時間を要し，効果発現が不安定などの問題点がある．さらに消化管の状態（胃内容物排出時間の差など）で薬物の吸収が異なるという問題点もある．

- 注射薬：投与経路として静脈内，筋肉内，皮下などが挙げられる．経口投与に比べて肝臓での初回通過効果の回避や投与速度の調整が可能なことから薬物の体内動態を制御できる特徴がある．しかし，投与部位において痛みを与えることや製剤により適応部位を選択しなければならないこと，他の製剤と異なり薬剤を体内に直接投与することから早期に副作用など有害事象が発現する危険性が高いなど問題点がある．注射剤は，その投与経路により体内動態が異なり，静脈内＞筋肉内＞皮下の順で最高血中濃度（C_{max}）は高く，最高血中濃度到達時間（T_{max}）や作用持続時間が短い．

- 外用薬：小児の鎮静で汎用されている直腸投与では，比較的速やかに吸収され，肝臓での初回通過効果がかなりの部分で回避できる特徴がある．問題点としては，坐剤の挿入後に排出してしまう場合が多いことが挙げられる．薬物の直腸吸収が完全に終了しないうちに坐剤が途中排出されるため薬物血中濃度の著しい変化が起こり，十分な臨床効果が得られない可能性がある．

- いずれの剤形にしても，むやみやたらな多剤の追加投与により，有効治療域を超えるところまでの血中濃度上昇，薬剤の相加・相乗効果が招来され，合併症（例．上気道閉塞，呼吸抑制・停止，循環抑制，心停止）をきたす可能性が高くなる．

【参考文献】
1) 小原崇一郎．薬物動態の基礎．小児科診療．2020；83；1711-8．
2) Lowry JA, et al. Ch 60 Principles of drug therapy. In: Liegman RM, eds. Nelson Textbook of Pediatrics 20th ed. Elsevir; 2015. p.404-16.
3) Kim TK, et al. Ch 4 Basic pharmacologic principles. In: Pardo M, eds. Basics of Anesthesia 7th ed. Elsevir; 2017. p.33-52.
4) 安原眞人．臨床薬物動態の基礎知識．臨床薬理．2010；41；155-8．
5) 小田裕．麻酔薬の薬物動態．日臨麻会誌．2005；25；447-54．
6) 北村正樹．薬剤の剤形と投与経路．耳展．2002；45；381-4．
7) Jannin V, Lemagnen G, Gueroult P, et al. Rectal route in the 21st century to treat children. Adv Drug Deliv Rev. 2014; 73; 34-49.

2. 各薬剤の説明：鎮静

1 ミダゾラム

ミダゾラム，ミダゾラム注射液，ドルミカム®注射液

（1）投与量と投与経路

- 投与経路は静注・持続静注の他に筋注，鼻腔内，経口，経直腸などもあるが，静注・持続静注以外は保険適用外使用となる．処置時の鎮静では合併症への備えや追加投与の可能性を考慮し，静脈路を確保し，静注で用いるのが良い．

- 検査・処置のための鎮静における静注では年齢に応じて下記のように投与量を調整する[1]．
  - 6か月から5歳：初回 0.05〜0.1 mg/kg（総投与量 0.6 mg/kg，最大投与量 6 mg）
  - 6歳から11歳：初回 0.025〜0.05 mg/kg（総投与量 0.4 mg/kg，最大投与量 10 mg）

・12 歳以上：初回 1〜2 mg（最大投与量 10 mg）（成人と同量）
- 目的とする鎮静の程度，年齢，全身状態に応じて投与量を調節する．効果発現時間は 1〜5 分であり，効果持続時間は 20〜30 分とされる[2]．投与後 2〜3 分にわたる鎮静作用を十分に評価してから必要であれば追加投与する．
- 筋肉注射では 0.1〜0.15 mg/kg，鼻腔内投与では 0.2〜0.3 mg/kg，経口投与では 0.5 mg/kg，経直腸投与では 0.2〜1.0 mg/kg（最大投与量 20 mg）を使用する[3]．

（2）利点
- 短時間作用型のベンゾジアゼピンとして小児の鎮静においてしばしば用いられる．また，投与経路の選択肢も多い．
- 健忘作用があり，処置に対する恐怖心や不安感を軽減させることができる．

（3）欠点
- 鎮痛作用はなく，痛みを伴う処置では他の鎮痛薬や局所麻酔薬と併用する必要がある．
- 呼吸抑制があらわれることがあり，特に他の中枢神経系抑制薬との併用で作用が増強し，中枢性呼吸抑制や舌根沈下などの上気道閉塞をきたすリスクが上がる．
- 小児において攻撃性や興奮が生じる頻度が他の薬剤と比して高く，ミダゾラム単剤による興奮の頻度は 18.1％とする報告がある[4]．

（4）禁忌と使用における注意点
- 呼吸抑制，循環抑制がみられることがあり，適切な医師の監視下において使用し緩徐に静注する．処置を行う医師とは別に呼吸・循環管理のための専任者を配置し使用する．特に年少児や呼吸器合併症や心血管合併症，重症外科疾患の合併のある患児等では慎重に投与しなければならない．
- ベンゾジアゼピン系薬物による覚醒遅延や呼吸抑制が認められ，早期に患者を覚醒させる必要があると判断される場合には拮抗薬としてフルマゼニルを考慮する．初期投与量は 10〜20 μg/kg（最大投与量 0.2 mg）ずつ，静注で 1〜4 分毎に反復投与する．フルマゼニルは 1 分ごとに反復投与を行ってもよいが，総投与量の上限は 1 mg とする．作用時間は 60 分未満であるため，ベンゾジアゼピン系薬物の効果がこれを超えて残存していた場合に鎮静作用が再発する可能性がある．そのため，フルマゼニルにより覚醒したからといって経過観察期間を短縮させてはいけない．
- ミダフレッサ®静注 0.1％は「てんかん重積状態」の適応が初めて認められたミダゾラム製剤として小児の診療においてしばしば使用されるが，同製剤には麻酔や処置時の鎮静への保険適用はないことに注意する．

【参考文献】
1) 日本麻酔科学会．X．小児麻酔薬．麻酔薬および麻酔関連薬使用ガイドライン 第 3 版第 4 訂．2018. p.442-4. https://anesth.or.jp/users/person/guide_line/medicine（2023 年 7 月 1 日閲覧）
2) Pizzo JD. Procedural Sedation. In: Shaw KN, Bachur RG, eds. Fleisher & Ludwig's Textbook of Pediatric Emergency Medicine 8th ed. Lippincott Williams & Wilkins; 2020. E129-9.
3) 糟谷周吾．検査・処置における鎮静・鎮痛．日本小児循環器学会雑誌．2014; 30: 612-23.
4) Bellolio MF, Puls HA, Anderson JL, et al. Incidence of adverse events in paediatric procedural sedation in the emergency department: a systematic review and meta-analysis. BMJ Open. 2016; 6: e011384.

2 デクスメデトミジン

プレセデックス®静注液

（1）投与量と投与経路

- 主な投与経路は持続静注であり，局所麻酔下における非挿管での手術および処置時の鎮静に対して保険適用がある．鼻腔内投与もあるが保険適用とはならない．処置時の鎮静では合併症への備えとして静脈路を確保の上で用いるのが良い．
- 静脈内投与では 0.2～0.7 μg/kg/時を目安とする[1]．小児においてはより多量を必要とする場合もあり，添付文書上でも 1 か月以上 2 歳未満，および 2 歳以上の小児では維持量として 1.5 μg/kg/時を投与すると記載されている．ただし高用量では副作用が強く出る可能性もあり，慎重に投与するか他剤との併用を考慮する．また，急速投与については，循環抑制をきたす危険性があり行わない．早期に鎮静効果を得たい場合は，初期負荷投与を行うことがあるが，その適応については投与前に慎重に議論すべきである．効果発現時間は 20 分，効果持続時間は 60 分である[2]．
- 鼻腔内投与では 1～3 μg/kg を使用する．効果発現時間は 45～60 分，効果持続時間は 1～2 時間である[2]．

（2）利点

- 呼吸抑制が少なく自然睡眠に近い鎮静状態とされる．上気道閉塞を起こすことが少なく，気道反射や二酸化炭素換気応答も維持される．

（3）欠点

- 効果発現が遅く，また効果持続時間も長いため救急外来などの緊急時の処置では使用しづらい．
- 鎮痛作用は弱く，痛みを伴う処置では他の鎮痛薬や局所麻酔薬と併用する必要がある．
- 中枢性交感神経抑制と副交感神経亢進・末梢血管拡張作用により低血圧や徐脈を引き起こす．急速投与や高用量の投与によってそのリスクは増加する．

（4）禁忌と使用における注意点

- 禁忌として添付文書上では同剤への過敏症の既往のみ記載されている．
- 心機能が低下している患者や循環動態が不安定な場合には血圧低下や徐脈のリスクが高く厳重なモニタリング下で慎重に投与する．重度の徐脈に対してはデクスメデトミジンの投与の中止とアトロピンの投与を考慮する．
- カルシウム拮抗薬や β 遮断薬，ジギタリス製剤などと併用すると相互作用によって著しい徐脈をきたすリスクがある．
- 急速投与ができず，原則シリンジポンプによる持続静注が必要である．そのため，緊急時の薬剤静注用として，本剤投与ルートとは別の静脈ルートを確保しておくことが望ましい．

【参考文献】
1) 日本麻酔科学会．X．小児麻酔薬．麻酔薬および麻酔関連薬使用ガイドライン 第 3 版 4 訂．2018. p.414-6. https://anesth.or.jp/users/person/guide_line/medicine（2023 年 7 月 1 日閲覧）
2) Pizzo JD. Procedural sedation. In: Shaw KN, Bachur RG, eds. Fleisher & Ludwig's Textbook of Pediatric Emergency Medicine 8th ed. Lippincott Williams & Wilkins; 2020. E129-9.

3 プロポフォール

ディプリバン®注，プロポフォール静注，プロポフォール

（1）投与量と投与経路
- 経静脈的に投与する．初回投与量 1.0 mg/kg，追加投与量は3〜5分おきに0.5 mg/kgを投与する[1,2]．もし持続投与を行うのであれば1.0〜5.0 mg/kg/時で投与を行う．

（2）利点
- 作用発現までの時間，および持続時間が非常に短いため調節性に優れる．
- 頭蓋内圧を低下させること，および作用時間が短いという特性から，血行動態の安定した頭部外傷の小児における鎮静には特に有用と考えられる．

（3）欠点
- 循環抑制，呼吸抑制に十分な注意が必要である[3]．循環動態が不安定な場合は使用を避ける．
- プロポフォール投与に伴う何らかの副作用は2〜5%で発生している．整えられた環境においてトレーニングされた施行者により投与された場合，重篤な合併症は非常に稀とされる[4,5]．
- 鎮痛作用がないことに留意が必要．疼痛を伴うような処置時の鎮静においては，局所麻酔や鎮痛薬の併用が必要．
- 血管痛と対処法
手背でなく肘静脈より静脈路を確保することで疼痛は軽減されるかもしれない．リドカインの事前投与，他剤との併用時はプロポフォール投与前にケタミンやオピオイドを投与することで血管痛が軽減するとされている[3]．

（4）禁忌と使用における注意点
- プロポフォール使用については，施設における取り決めやプロトコルの策定，さらにはプロポフォールの使用者・使用する場所などの制限について考慮すべきである．使用者は気道管理に習熟しており，小児の処置時の鎮静のトレーニングを受けていることが望ましい．
- プロポフォールは十分なモニタリング下（パルスオキシメータやカプノメータ）で使用することが推奨される[6]．合併症発生時には，BLS，PALSに準じて対応する．舌根沈下による上気道閉塞についてはまず下顎挙上などで対応．呼吸抑制のある場合には，酸素投与やバッグバルブマスク換気が必要になることに留意しておく ☞第4章．
- 卵・大豆アレルギーとプロポフォール
プロポフォールは，卵に含まれる卵黄レシチンやダイズ油を含むため，卵・大豆アレルギーのある場合は禁忌と考えられてきた．しかしながら，卵・大豆アレルギーはたんぱく質に対する反応であり，プロポフォールに含まれる油成分に対するものではないことがわかってきた．また，卵・大豆にアレルギーがある小児に対しても安全に使用できたという観察研究がいくつか報告されており，アメリカアレルギー・喘息・免疫学会では適切な評価があれば安全に投与可能としている[7-9]．
- プロポフォール注入症候群と禁忌に関する特記事項
プロポフォールを重篤な患児に対して長期間投与した場合に，難治性徐脈，重篤な代謝性アシドーシス，横紋筋融解，高脂血症，脂肪肝を発症する致死的な症候群のことである．それに関連して，2018年3月に厚労省から添付文書の改訂指示通知が発出され，禁忌事項に「集中治療における人工

呼吸中の鎮静での小児への使用」が追加された．この禁忌事項は処置時の鎮痛・鎮静と混同されることが多いため，事前の説明には十分な注意が必要と考える．

【参考文献】
1) Kost S, Roy A. Procedural sedation and analgesia in the pediatric emergency department: a review of sedative pharmacology. Clin Pediatr Emerg Med. 2010; 11: 233-43.
2) Krauss B, Green SM. Procedural sedation and analgesia in children. Lancet. 2006; 367: 766-80.
3) Green SM, Krauss B. Propofol in emergency medicine: pushing the sedation frontier. Ann Emerg Med. 2003; 42: 792-7.
4) Cravero JP, Blike GT, Beach M, et al. Incidence and nature of adverse events during pediatric sedation/anesthesia for procedures outside the operating room: report from the Pediatric Sedation Research Consortium. Pediatrics. 2006; 118: 1087-96.
5) Srinivasan M, Turmelle M, Depalma LM, et al. Procedural sedation for diagnostic imaging in children by pediatric hospitalists using propofol: analysis of the nature, frequency, and predictors of adverse events and interventions. J Pediatr. 2012; 160: 801-6.e1.
6) Miner JR, Burton JH. Clinical practice advisory: emergency department procedural sedation with propofol. Ann Emerg Med. 2007; 50: 182-7, 7.e1.
7) Asserhøj LL, Mosbech H, Krøigaard M, et al. No evidence for contraindications to the use of propofol in adults allergic to egg, soy or peanut†. Br J Anaesth. 2016; 116: 77-82.
8) Mehta P, Sundaram SS, Furuta GT, et al. Propofol use in pediatric patients with food allergy and eosinophilic esophagitis. J Pediatr Gastroenterol Nutr. 2017; 64: 546-9.
9) Dziedzic A. Is propofol safe for food allergy patients? A review of the evidence. SAAD Dig. 2016; 32: 23-7.

4 バルビツール酸（チオペンタール・チアミラール）

チオペンタール：ラボナール注射用，チオペンタール
チアミラール：イソゾール®注射用，チトゾール注用，チアミラールナトリウム

（1）投与量と投与経路[1]

- $GABA_A$ 受容体と結合し，GABA 作用の増強により鎮静・催眠作用を惹起する．また脳代謝を抑制し，脳血流量と頭蓋内圧が低下する[2,3]．
- 静脈注射および注腸投与が用いられる．添付文書上は筋肉内投与の記載もあるが，筋肉内投与が鎮静目的で選択されることは少ない．
- 静脈注射では 2.5％溶液に調整し 3～5 mg/kg を投与する．乳児では 7～8 mg/kg が必要な場合がある．
- 注腸では 10％溶液に調整し，20～50 mg/kg を注腸投与する．
- 静脈注射では効果発現までは 10～30 秒，作用持続時間は 20 分とされている．
- 注腸では効果発現までは 10 分，作用持続時間は 1 時間とされている．

（2）利点

- 速やかな入眠が得られ，また作用持続時間も短い．
- 持続静脈注射でなく，単回投与または間欠投与で使用可能である．

（3）欠点

- 強アルカリであり，血管外漏出の際には組織壊死のリスクがある．
- 他剤と反応し，静脈路内で沈殿成分が析出しやすいため，単独ルートが必要である．
- 鎮痛作用はなく，疼痛閾値の低下作用が指摘されている．
- 持続投与あるいは反復投与で，投与初期から半減期が延長することが知られている[4]．持続投与・

反復投与を必要とする場合には，覚醒が遅延することが懸念され推奨されない．

（4）禁忌と使用における注意点
- 急性間欠性ポルフィリン症，アジソン病，および重症の気管支喘息では禁忌である．
- 中枢性呼吸抑制作用，血管拡張と心収縮力の低下による血圧低下作用とも強く，モニタリングが十分に必要である．

【参考文献】
1) 日本麻酔科学会．X．小児麻酔薬．麻酔薬および麻酔関連薬使用ガイドライン 第3版第4訂．2018. p.421-3.
2) Reves JG, Glass PSA, Lubarsky DA, et al. Chapter 10 – Intravenous nonopioid anesthetics. In: Miller RD, ed. Anesthesia, Vol. 1. 6th ed. Churchill Livingstone; 2004. p.317-78.
3) Harrison NL, Sear JW. Chapter 24 – Intravenous anesthetics: barbiturates, etomidate, propofol, ketamine, and steroids. In: Evers AS, Maze M, eds. Anesthetic Pharmacology. Churchill Livingstone; 2004. p.395-416.
4) Hughes MA, Glass PS, Jacobs JR. Context-sensitive half-time in multicompartment pharmacokinetic models for intravenous anesthetic drugs. Anesthesiology. 1992; 76: 334-41.

5 トリクロホスナトリウム・抱水クロラール

トリクロリール®シロップ，エスクレ®坐剤，エスクレ®注腸用キット

（1）投与量と投与経路[1]
- 本邦においては，トリクロホスナトリウムの経口シロップ剤であるトリクロリール®シロップと抱水クロラールの坐剤であるエスクレ®坐剤および注腸製剤のエスクレ®注腸用キットが使用されている．
- トリクロホス，抱水クロラールとも体内でトリクロロエタノールに代謝され，活性物質としてGABA受容体に作用し中枢神経抑制作用を示す[2]．
- 投与量はトリクロホスナトリウムでは20〜80 mg/kg，抱水クロラールでは30〜50 mg/kgで使用する．
- 投与経路による効果の違いは明確に示されているものはない．いずれも効果発現までは30〜60分程度，作用持続時間は2〜8時間とされている[3]．

（2）利点
- 小児科領域ではMRI鎮静や脳波，心エコー検査などの際に広く使われている薬剤であり，馴染みがある．
- 投与に際して静脈路確保の必要がない．

（3）欠点
- 効果発現が遅く，作用持続時間も長い[4,5]ため，救急外来における処置時の鎮静としては適さない．
- 鎮痛作用はない．
- 内服または注腸で投薬可能であるために，追加投薬や緊急薬剤のための静脈路確保が行われずに投薬されてしまうことはリスクでもある．

(4) 禁忌と使用における注意点

- 投与前経口摂取制限など鎮静薬投与前の準備は，基本的に静脈注射による鎮静薬と同様に必要である．
- トリクロホスナトリウムと抱水クロラールは体内で同等となるため，併用は過量投与となる危険があり推奨されない．
- 無呼吸，呼吸抑制，けいれんは低出生体重児，新生児，乳幼児での報告が多い．
- トリクロホスナトリウムや抱水クロラールによる鎮静は年長児や神経発達症を合併する児では困難であるとの報告[6,7]がある．比較的年長の児ではトリクロホス以外での鎮静方法や，追加投薬が必要となることを予測した安全確保の準備が必要と思われる．
- トリクロホスナトリウムに対して過敏症の既往のある場合は禁忌．また坐剤使用時はゼラチンに対してアレルギーの場合も禁忌となる．また急性間欠性ポルフィリン症に対して使用してはならない[1]．

【参考文献】
1) 日本麻酔科学会．X．小児麻酔薬．麻酔薬および麻酔関連薬使用ガイドライン 第3版第4訂．2018. p.440-1.
2) Peoples RW, Weight FF. Trichloroethanol potentiation of gamma-aminobutyric acid-activated chloride current in mouse hippocampal neurones. Br J Pharmacol. 1994; 113: 555-63.
3) 諏訪まゆみ．トリクロホスナトリウム．In: 堀本 洋，他編．こどもの検査と処置の鎮静・鎮痛．中外医学社; 2013. p.159-69.
4) Mayers DJ, Hindmarsh KW, Sankaran K, et al. Chloral hydrate disposition following single-dose administration to critically ill neonate and children. Devel Pharmacol. 1991; 16: 71-7.
5) Malviya S, Voepel-Lewis T, Tait AR, et al. Pentobarbital vs chloral hydrate for sedation of children undergoing MRI: efficacy and recovery characteristics. Pediatr Anesth. 2004; 14: 589-95.
6) Low E, O'Driscoll M, MacEneaney P, et al. Sedation with oral chloral hydrate in children undergoing MRI scanning. Ir Med J. 2008; 101: 80-2.
7) Kannikeswaran N, Mahajan PV, Usha Sethuraman U, et al. Sedation medication received and adverse events related to sedation for brain MRI in children with and without developmental disabilities. Paediatr Anaesth. 2009; 19: 250-6.

3. 各薬剤の説明: それ以外

1 ケタミン

ケタラール®静注用，ケタミン

(1) 投与量と投与経路

- 投与経路は静注のほか筋注（筋注用の製剤を使用）がある．その他に鼻腔内，経口，経直腸などもあるが保険適用では認められていない．処置時の鎮静では合併症への備えや追加投与の可能性を考慮し，静脈路を確保し静注で用いるのが良い．
- 検査・処置における静注では1〜2 mg/kg/回を緩徐に（1分以上かけて）投与する．効果発現時間は30〜60秒であり，効果持続時間は10〜20分とされる[1]．必要に応じて初回量と同量または半量を追加投与する．

(2) 利点

- 強い鎮静効果と鎮痛作用を併せもっており，単剤でも十分な鎮静・鎮痛効果を得やすい．
- 内因性カテコラミン放出を促進する作用があるため一般的に心拍数と血圧の上昇をもたらし，血圧低下をきたしにくい．ただし，心筋に対しては直接陰性変力作用があり，急性心不全などでカテコ

ラミンが枯渇している患者においては，予期せぬ血圧低下が生じる可能性に注意する．
- 呼吸抑制は少なく気道反射も保たれる．ただし急速投与した場合や導入直後は無呼吸がみられやすく注意する．気管支拡張作用があるため気管支喘息の既往がある患者にも使用しやすい．

（3）欠点
- 口腔内や気道内の分泌物が増えるため，気道閉塞や喉頭痙攣に注意する必要がある．
- 小児患者の約8～10％で嘔吐がみられる[2,3]．回復期に起こりやすく，肥満患者や筋肉注射，青年前期においてリスクが増加する．
- 小児患者の約7～10％で，覚醒時の多動や幻覚，多幸感，不快感，悪夢などの覚醒時反応がみられる[2]．
- 添付文書上は「麻酔前後の管理が行き届かない」として外来患者に対する使用が禁忌とされている．

（4）禁忌と使用における注意点
- 禁忌として添付文書上では，①同剤への過敏症の既往，②脳血管障害，高血圧，頭蓋内圧亢進，重度の心不全，③急性狭隅角緑内障のある患者，④けいれんの既往，⑤外来患者が挙げられている．また米国救急医学会のケタミン鎮静のガイドラインでは3か月未満の小児では気道関連合併症のリスクが高いとして禁忌に分類されている[3]．
- ケタミンでの喉頭痙攣の頻度は0.3～0.7％と高くはないものの，他の薬剤に比べケタミンを使用した場合にリスクが高い[3,4]．また上気道の感染や十分にコントロールされていない気管支喘息，口腔内や気道の操作を伴う処置などでは特に注意を要する．上気道閉塞症状が出現し喉頭痙攣が疑われる場合には100％酸素投与下に用手的気道確保と補助換気/CPAPを行い，他の鎮静薬や筋弛緩薬の投与，気管挿管を考慮する．
- ケタミンによる口腔内・気道分泌物を軽減する目的でアトロピンを併用する場合もあるが，ルーチンでの使用は推奨されていない[4]．
- 頭蓋内圧亢進作用が言われてきたが，近年の研究では適切な呼吸管理下では頭蓋内圧は上昇しないともされており，頭部外傷では禁忌ではない[4]．一方で腫瘍やVPシャントなどの構造的な中枢神経系の異常のある患者へのケタミン投与には，引き続き慎重であるべきである．
- 眼圧を上昇させる作用が指摘されており[5]，眼外傷や緑内障合併例などでは使用を避けることが望ましい．
- 国内の小児の救急室における主にケタミンを用いた鎮静の前向き観察研究では約16％に何らかの合併症（SpO_2低下や嘔吐など）を認めたと報告されている[6]．

【参考文献】
1) 日本麻酔科学会．X．小児麻酔薬．麻酔薬および麻酔関連薬使用ガイドライン 第3版第4訂．2018. p.405-7. https://anesth.or.jp/users/person/guide_line/medicine（2023年7月1日閲覧）
2) Pizzo JD. Procedural Sedation. In: Shaw KN, Bachur RG, eds. Fleisher & Ludwig's Textbook of Pediatric Emergency Medicine 8th ed. Lippincott Williams & Wilkins; 2020. E129-9.
3) Bellolio MF, Puls HA, Anderson JL, et al. Incidence of adverse events in paediatric procedural sedation in the emergency department: a systematic review and meta-analysis. BMJ Open. 2016; 6: e011384.
4) Green SM, Roback MG, Robert M. et al. Clinical practice guideline for emergency department ketamine dissociative sedation: 2011 update. Ann Emerg Med. 2011; 57: 449-61.
5) Halstead SM, Deakyne SJ, Bajaj L, et al. The effect of ketamine on intraocular pressure in pediatric patients during procedural sedation. Acad Emerg Med. 2012; 19: 1145-50.
6) 秋原佑亮，井上信明．救急室において小児に痛みを伴う処置を行う際の鎮静・鎮痛に関する前向き観察研究．日本小児科学会雑誌．2017; 121: 88-92.

2 亜酸化窒素（nitrous oxide: N₂O）

（1）投与量と投与経路

- 麻酔薬としての作用機序は詳細不明だが，NMDA受容体拮抗作用の可能性が指摘されている．また，中脳水道周囲と脳幹に存在するオピオイド受容体への作用による，内因性オピオイドの誘導により鎮痛作用を有する．
- 吸入麻酔薬であり，無味無臭の気体．小児の場合，マスクの匂いを嫌がることがあり，事前にマスクに良い香りの匂いをつけておくことも一つの方法．助燃性あり．MAC₅₀＝104％（MAC: minimum alveolar concentration；最小肺胞濃度）．
- 通常，亜酸化窒素：酸素＝50～70％：50～30％の濃度比率で亜酸化窒素と酸素の混合気として投与する．低酸素血症を回避するために，酸素濃度を少なくとも30％以上にする．

【亜酸化窒素投与の具体例】

- 小児の処置時の鎮静・鎮痛（procedural sedation and analgesia: PSA）として投与する場合には30％濃度では十分ではないことが多く，50～70％濃度が必要となる[1,2]．
- 小児PSAに対する使用：鎮痛および保護者の満足度などにおいて厚意的な効果が示されている[3]．
- 末梢静脈路確保に対する使用：亜酸化窒素単独[4]またはEMLA（p.42を参照）などの局所麻酔薬との併用[5,6]で効果が示されている．
- 縫合処置に対する使用：抗不安[7]や鎮痛[8]の効果が示されている．ミダゾラム経口投与[9]やケタミン静脈注射[10]と比較して悪心嘔吐などの合併症が少なく，より厚意的な効果が示されている．
- 骨折整復に対する使用：亜酸化窒素単独では十分な鎮静・鎮痛効果は示されていない[11]．ほかの鎮静・鎮痛と比較して合併症が少なく，覚醒が速やかである[12]．

（2）利点

- 末梢静脈路なしで使用できる．
- 血液溶解係数が低値である（血液ガス分配係数＝0.47）ことから，作用発現・消失ともに速やかである．
- 抗不安作用を有し，わずかな健忘作用が報告されている[13]．
- アレルギーや悪性高熱の報告がない．
- 気道防御作用，自発呼吸，循環動態，脳血流への影響はほとんどない．

（3）欠点

- 亜酸化窒素は通常麻酔器に接続して使用する．
- 悪心嘔吐：投与時間が長くなればなるほど発生率が高くなる[14]．15分以内の投与の場合，発生率は1.0～1.6％であったとする報告がある[15]．
- 重篤な副作用（酸素飽和度低下，誤嚥，徐脈）：低年齢，ベンゾジアゼピン系などとの併用がリスク因子とする報告がある[16]．亜酸化窒素単独投与により喉頭痙攣後，誤嚥の症例報告もあり，気道緊急に対する対応ができる環境での使用が望ましい[17]．
- 拡散性低酸素血症（diffusion hypoxia）：亜酸化窒素投与終了直後に低酸素血症をきたすことがある可能性を考え，酸素飽和度モニタリング，必要とあれば酸素投与を継続する．

（4）禁忌と使用における注意点

- 閉鎖腔がある場合に亜酸化窒素を投与すると，窒素が閉鎖腔を離れて血液に再吸収される速度よりも34〜35倍の速度で亜酸化窒素が閉鎖腔に充満し，閉鎖腔内圧の上昇，急激な拡張をきたす．（例：気胸，気脳，眼内空気，空気塞栓，腸閉塞，潜水病，気腫，肺内ブラ）

【亜酸化窒素による中毒性】

- コバラミン（ビタミン B_{12}）の不可逆的な不活化による．メチオニン合成酵素が阻害され，造血能の低下や骨髄抑制，ホモシステイン濃度の上昇．
- 血中ホモシステイン濃度の上昇に伴い心筋虚血の発生率が上昇する可能性が指摘されていたが[18]，大規模前向き臨床研究では否定的な結果が示されている[19,20]．

【参考文献】

1) Babl FE, Oakley E, Seaman C, et al. High-concentration nitrous oxide for procedural sedation in children: adverse events and depth of sedation. Pediatrics. 2008; 121: e528-32.
2) Heinrich M, Menzel C, Hoffmann F, et al. Self-administered procedural analgesia using nitrous oxide/oxygen (50: 50) in the pediatric surgery emergency room: effectiveness and limitations. Eur J Pediatr Surg. 2015; 25: 250-6.
3) Tobias JD. Applications of nitrous oxide for procedural sedation in the pediatric population. Pediatr Emerg Care. 2013; 29: 245-65.
4) Gerhardt RT, King KM, Wiegert RS. Inhaled nitrous oxide versus placebo as an analgesic and anxiolytic adjunct to peripheral intravenous cannulation. Am J Emerg Med. 2001; 19: 492-4.
5) Abdelkefi A, Abdennebi YB, Mellouli F, et al. Effectiveness of fixed 50% nitrous oxide oxygen mixture and EMLA cream for insertion of central venous catheters in children. Pediatr Blood Cancer. 2004; 43: 777-9.
6) Hee HI, Goy RW, Ng AS. Effective reduction of anxiety and pain during venous cannulation in children: a comparison of analgesic efficacy conferred by nitrous oxide, EMLA and combination. Paediatr Anaesth. 2003; 13: 210-6.
7) Burton JH, Auble TE, Fuchs SM. Effectiveness of 50% nitrous oxide/50% oxygen during laceration repair in children. Acad Emerg Med. 1998; 5: 112-7.
8) Bar-Meir E, Zaslansky R, Regev E, et al. Nitrous oxide administered by the plastic surgeon for repair of facial lacerations in children in the emergency room. Plast Reconstr Surg. 2006; 117: 1571-5.
9) Luhmann JD, Kennedy RM, Porter FL, et al. A randomized clinical trial of continuous-flow nitrous oxide and midazolam for sedation of young children during laceration repair. Ann Emerg Med. 2001; 37: 20-7.
10) Lee JH, Kim K, Kim TY, et al. A randomized comparison of nitrous oxide versus intravenous ketamine for laceration repair in children. Pediatr Emerg Care. 2012; 28: 1297-301.
11) Hennrikus WL, Simpson RB, Klingelberger CE, et al. Self-administered nitrous oxide analgesia for pediatric fracture reductions. J Pediatr Orthop. 1994; 14: 538-42.
12) Luhmann JD, Schootman M, Luhmann SJ, et al. A randomized comparison of nitrous oxide plus hematoma block versus ketamine plus midazolam for emergency department forearm fracture reduction in children. Pediatrics. 2006; 118: e1078-86.
13) Pasarón R, Burnweit C, Zerpa J, et al. Nitrous oxide procedural sedation in non-fasting pediatric patients undergoing minor surgery: a 12-year experience with 1,058 patients. Pediatr Surg Int. 2015; 31: 173-80.
14) Peyton PJ, Wu CY. Nitrous oxide-related postoperative nausea and vomiting depends on duration of exposure. Anesthesiology. 2014; 120: 1137-45.
15) Zier JL, Liu M. Safety of high-concentration nitrous oxide by nasal mask for pediatric procedural sedation: experience with 7802 cases. Pediatr Emerg Care. 2011; 27: 1107-12.
16) Gall O, Annequin D, Benoit G, et al. Adverse events of premixed nitrous oxide and oxygen for procedural sedation in children. Lancet. 2001; 358: 1514-5.
17) Babl FE, Grindlay J, Barrett MJ. Laryngospasm with apparent aspiration during sedation with nitrous oxide. Ann Emerg Med. 2015; 66: 475-8.
18) Badner NH, Beattie WS, Freeman D, et al. Nitrous oxide-induced increased homocysteine concentrations are associated with increased postoperative myocardial ischemia in patients undergoing carotid endarterectomy. Anesth Analg. 2000; 91: 1073-9.
19) Leslie K, Myles PS, Chan MT, et al. Nitrous oxide and long-term morbidity and mortality in the ENIGMA trial. Anesth Analg. 2011; 112: 387-93.
20) Leslie K, Myles PS, Kasza J, et al. Nitrous oxide and serious long-term morbidity and mortality in the evaluation of nitrous oxide in the gas mixture for anaesthesia (ENIGMA)-II Trial. Anesthesiology. 2015; 123: 1267-80.

3 ヒドロキシジン

アタラックス®-P 注射液，ヒドロキシジン

（1）投与量と投与経路
- ヒドロキシジンは注射薬および内服薬の剤形がある．
- ヒスタミン H_1 受容体遮断薬であり，アレルギー反応を抑制するが，視床，視床下部，大脳辺縁系抑制による静穏効果を期待して用いられる場合がある[1]．
- 静脈注射・内服ともに 1 mg/kg/回を目安に使用する．
- 静脈注射・内服ともに，効果発現は 15〜30 分後からみられるが，最高血中濃度に達するのは投与から 2 時間後程度，半減期は 20 時間程度と長時間作用性である．

（2）利点
- 抗アレルギー薬としても使用されており，小児科医にとって馴染みがある．
- 呼吸抑制に至るほどの深鎮静には達しづらい．
- 制吐作用を期待できる[2]．

（3）欠点
- 鎮静深度は浅く，調節もしづらい．追加投薬の用量設定もないため長い処置には適さない．
- 半減期が長く，効果終了の確認に時間がかかる場合がある．腎機能障害ではさらに半減期が延長する[3]．
- 鎮痛効果はない．単剤では疼痛を伴う処置には適さない．

（4）禁忌と使用における注意点
- 抗ヒスタミン薬はけいれん閾値の低下や，けいれん持続時間の延長の可能性が指摘されている．てんかんや熱性けいれんの既往がある児では選択しにくい[3]．
- 注射薬は pH 3.0-5.0 と酸性度が高く，投薬に際して血管痛がある．また注射部位の壊死・皮膚潰瘍の報告もあることから，血管外漏出に十分留意する．
- 処置時における鎮静には保険適用がなく，鎮静効果についての適応は神経症のみ認められている．また，制吐作用についても術前術後のみに保険適用がある．

【参考文献】
1) Welch MJ, Meltzer EO, Simons FE. H1-antihistamines and the central nervous system. Clin Allergy Immunol. 2002; 17: 337-88.
2) Tornetta FJ. A comparison of droperidol, diazepam, and hydroxyzine hydrochloride as premedication. Anesth Analg. 1977; 56: 496-500.
3) 日本麻酔科学会．I．催眠鎮静薬．麻酔薬および麻酔関連薬使用ガイドライン 第 3 版第 4 訂．p.22-4. https://anesth.or.jp/users/person/guide_line/medicine（2023 年 7 月 1 日閲覧）

4 ペンタゾシン

ソセゴン®注射液，ペンタゾシン

（1）投与量と投与経路
- ペンタゾシンは注射薬および内服薬の剤形を有する．添付文書上は「鎮痛」目的で使用する場合は筋注または皮下注とあるが，実際には静脈注射で投与されることが多い．
- オピオイド受容体のパーシャルアゴニストであるが，非麻薬性鎮痛薬に分類されている．μオピオイド受容体に対するアンタゴニストとしての作用とκオピオイド受容体アゴニストとしての作用を持ち，弱いオピオイド拮抗作用とモルヒネのおよそ1/2～1/4の鎮痛作用を有する[1]．
- 0.3～0.5 mg/kg/回にて使用する．
- 静脈注射すると，投与から2～3分で作用が発現し，最大の効果発現は15～30分以内とされる．作用持続時間はおおよそ3～4時間とされているが，投与に際した血中濃度は個体差が大きく，また，同一個人でも時間的変動が激しいとされており，留意が必要である．

（2）利点
- 麻薬処方箋が不要である．
- 呼吸抑制のリスクはあるが，天井効果があり，一定の投与量以上のリスクには至らないと考えられる．

（3）欠点
- 鎮痛効果の予測が難しい．また天井効果があるため，用量依存性に鎮痛効果を増強させることに限界がある．鎮静効果は少ない．
- 催吐作用がある．

（4）禁忌と使用における注意点
- 鎮痛効果が不十分であった時に，麻薬性鎮痛薬を追加してもペンタゾシンによる麻薬拮抗作用のため，その効果が減弱する．
- 依存性のリスクも存在するため，例えば，連日の熱傷処置などの反復投与は適さない．

【参考文献】
1) Brogden RN, Speight TM, Avery GS. Pentazocine: A review of its pharmacological properties, therapeutic efcacy and dependence liability. Drugs. 1973; 5: 6-91.
2) 日本麻酔科学会．II．鎮痛薬・拮抗薬．麻酔薬および麻酔関連薬使用ガイドライン 第3版第4訂．p.77-8. https://anesth.or.jp/users/person/guide_line/medicine（2023年7月1日閲覧）

4. 各薬剤の説明: 鎮痛

1 表面麻酔，浸潤麻酔，区域麻酔

表面，浸潤，区域麻酔は，様々な処置に伴う疼痛を軽減するために行われ，その中には静脈確保，髄液検査，創傷処置，骨折整復などの手技が含まれる．表面麻酔では，創傷処置時に使用されるlidocaine-epinephrine-tetracaine（LET），創傷を伴わない皮膚に使用されるeutectic mixture of local anesthetics（EMLA）などがよく知られている．また，浸潤麻酔ではリドカインの使用が一般的である．処置時の鎮痛に頻用される区域麻酔としては指ブロック，眼窩下神経ブロック，オトガイ神経ブロック，眼窩上神経ブロックなどが代表的である[1]．

2 表面麻酔

(1) LET

リドカイン，エピネフリン（アドレナリン），テトラカインで作成した浸潤麻酔．LET を染み込ませた綿球を創傷部位に密着させて使用する．効果発現までの時間が必要であることに留意すべきで，約 30 分間程度で麻酔効果が得られる．

- Memo：LET を作成するには院内での配合が必要となるため，実際に使用するためには院内での取り決めが必要となる．

LET の使用例：東京ベイ・浦安市川医療センター

キシロカイン®液「4％」を 5 mL，ボスミン®外用液 0.1％を 5 mL，テトラカイン®注用 20 mg「杏林」を 50 mg となる．ただし，日本にある製剤では，原法と比較してキシロカインの濃度が低くなることに注意する．

(2) EMLA（エムラ®パッチ，エムラ®クリーム）

EMLA は，リドカイン 2.5％とプロピトカイン 2.5％を混合させた表面麻酔薬である．これらの薬剤は混合させることで，それぞれの融点が下がり，室温で液状の共融混合物を作成することができる．高濃度のミクロ粒子を含んだ製剤を作成することで，浸透圧格差，さらには皮膚の透過性を高め，傷のない皮膚に対しても麻酔効果を発揮することが可能となっている．

通常は 60 分間貼付することで効果を得るが，年齢や体重により最大貼付時間が異なるため，留意が必要．また最大貼付枚数も年齢や体重により規定があるため注意を要する．

使用例：注射針の穿刺やレーザー治療の疼痛緩和など

3 浸潤麻酔

局所注射による疼痛を軽減するために，様々な工夫がなされている．例えば，リドカインを重炭酸で中和することで疼痛を軽減できることが報告されており，系統的レビューでもその効果が明らかとなっている[2,3]．その他には，ビデオなどの動画で患児の気をそらす，なるべく細い針（25，27，30G）を使用する，局所麻酔薬を温める，ゆっくりと局所麻酔薬を注入する，小さなシリンジを使用する（例：1 mL，3 mL シリンジなど），皮内注射にならないように気をつける，などの対応策があげられる．

局所麻酔の合併症を起こさないためには，局所麻酔薬を血管内に誤投与しないように注意する．また総投与量に注意することが重要である．リドカインの最大投与量は，エピネフリン併用の場合には 7.0 mg/kg，エピネフリン非併用の場合には 4.0 mg/kg が最大投与量であり，6 か月未満の乳児には 30％減量して使用することが推奨される[4]．中毒の臨床症状および対応などについては，「局所麻酔中毒」の項目を参照．

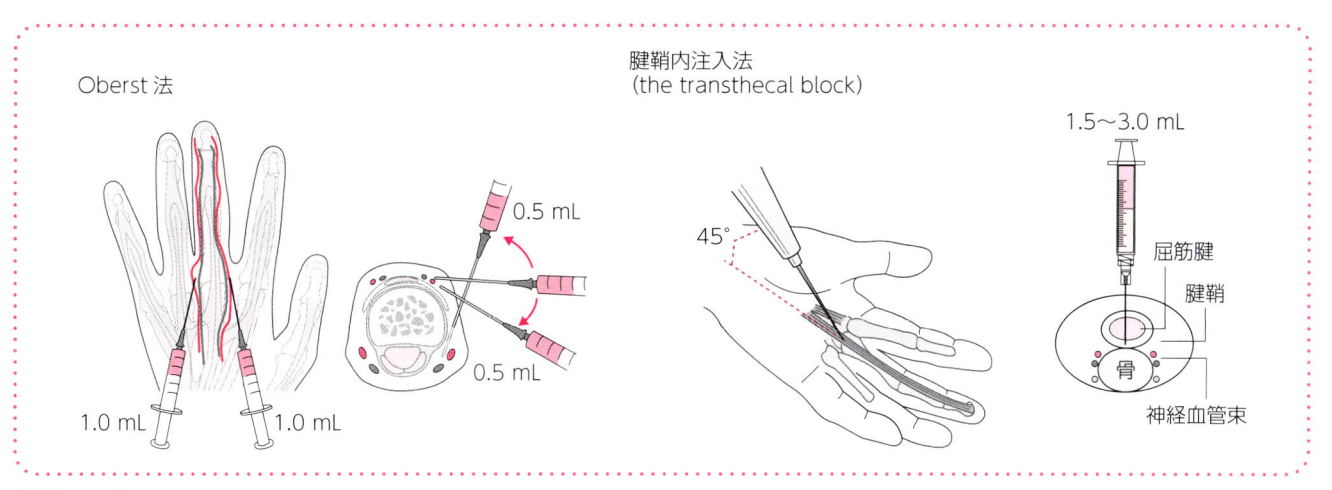

図1 指ブロック

〔Dominik Saul Klinik für Unfallchirurgie, Orthopädie und Plastische Chirurgie, Universitätsmedizin Göttingen, Georg-August-Universität, Deutschland Leitungsanästhesie nach., Lewis L, et al. Local and regional anesthesia. In: Henretig FM, eds. Textbook of Pediatric Emergency Procedures. Williams & Wilkins; 1997. p.481., Pediatric Emergency Care. 2010; 26(3) より作成〕

4 区域麻酔

　一般外来や救急外来では指ブロック，眼窩下神経ブロック，オトガイ神経ブロック，眼窩上神経ブロックを使用する機会が多い[1]．本ガイダンスではその中で，特に頻度が多いと思われる指ブロックについて解説を加える 図1．本ブロックの詳細やその他の区域麻酔については成書に譲る．

(1) Oberst法[5]

　指間の水かき状になった皮膚（水かき，webと呼ばれる）の背側を消毒する．背側面から25～27Gの針をMP（metacarpal-phalangeal 中手骨指節骨間）関節より遠位に刺入する．まず針先を骨の方向に進め，血液の逆流がないことを確認し，0.5～1.0 mLの局所麻酔薬（リドカイン1%）を注入する．ただし，膨隆して内圧が高くなるようであればそれ以上は注入しない．その後，針先を指の掌側表面まで進め，0.5～1.0 mLを注入する．同様の処置を指の反対側でも行う．麻酔効果が発現するまで少なくとも5～10分程度は様子をみて，その後に効果を確認する．

(2) 腱鞘内注入法[6]

　近位掌側の手掌指節皮線の正中（MP関節付近）で骨にあたるまで25～27Gの針を刺入する．少し（1～2 mm程度）針先を引いて，局所麻酔薬（リドカイン1%）を1.5～3.0 mL注入する．正しい位置に針先がある場合は抵抗が少ないため，もし抵抗がある場合は針先の位置を調整する必要がある．腱鞘の感染を予防するために，針の刺入部位をしっかりと消毒し，清潔操作に注意を払う必要がある．

5 局所麻酔中毒（local anaesthetic systemic toxicity, 以下LAST）

　LASTの症状は，中枢神経と心血管系への影響が主である[7-9]．発症様式は，軽症～重症まで，同時にあるいはどちらか一方のみ症状が発現するなど，その臨床像は幅が広く，非典型例も少なくない．中枢神経系では，多弁・錯乱，口唇のしびれ・金属様の味覚，耳鳴，けいれん，昏睡，意識障害など，心血管系では低血圧，心停止，徐脈性や心室性不整脈などの種々の不整脈が生じうる．

　LASTが発生した場合には，まず応援を呼びBLS，PALSに則って対応する[4]．気道確保および酸

素投与，けいれんのコントロール（ベンゾジアゼピン系薬剤），循環動態の安定化が重要になる．エビデンスは限られるが20%脂肪製剤投与[注]が推奨されている．

注：イントラリポス®輸液20%，初回投与量は1.5 mL/kg．持続投与を行う場合には15 mL/kg/時間．効果が十分ではない場合には3〜5分間隔で初回投与量を繰り返す．投与量は10 mL/kg以内で十分な効果が得られるとの報告[10]が多く，最大投与量の目安は12 mL/kg以内とされている．

【参考文献】
1) Trott A. Wounds and lacerations: emergency care and closure. Elsevier Saunders; 2012.
2) Cepeda MS, Tzortzopoulou A, Thackrey M, et al. Adjusting the pH of lidocaine for reducing pain on injection. Cochrane Database Syst Rev. 2010 (12): Cd006581.
3) Cooper DD, Seupaul RA. Does buffered lidocaine decrease the pain of local infiltration? Ann Emerg Med. 2012; 59: 281-2.
4) Coté CJ, Wilson S. Guidelines for monitoring and management of pediatric patients before, during, and after sedation for diagnostic and therapeutic procedures. Pediatrics. 2019; 143: e20191000.
5) King C, Henretig FM, eds. Textbook of pediatric emergency procedures. Lippincott Williams & Wilkins; 2008.
6) Whetzel TP, Mabourakh S, Barkhordar R. Modified transthecal digital block. J Hand Surg Am. 1997; 22: 361-3.
7) Neal JM, Bernards CM, Butterworth JF 4th, et al. ASRA practice advisory on local anesthetic systemic toxicity. Reg Anesth Pain Med. 2010; 35: 152-61.
8) Di Gregorio G, Neal JM, Rosenquist RW, et al. Clinical presentation of local anesthetic systemic toxicity: a review of published cases, 1979 to 2009. Reg Anesth Pain Med. 2010; 35: 181-7.
9) Wolfe JW, Butterworth JF. Local anesthetic systemic toxicity: update on mechanisms and treatment. Curr Opin Anaesthesiol. 2011; 24: 561-6.
10) Oda Y. Lipid resuscitation: development in basic research and application to clinical practice. J Anesth. 2013; 27: 811-4.

6 麻薬（フェンタニル，モルヒネ）

フェンタニル：フェンタニル注射液，フェンタニル

モルヒネ：モルヒネ塩酸塩注射液，モルヒネ塩酸塩注

(1) 投与量・投与経路

- フェンタニルは様々な投与経路があり，処置時の鎮静・鎮痛では経静脈，経鼻などが代表的である．
- 静脈路であれば，投与量は1〜2 μg/kg，追加投与は1 μg/kg．作用発現までの時間は30秒，最大効果発現時間は2〜4分後，作用持続時間は20分間程度[1]．
- モルヒネの投与経路も様々で経静脈，筋肉注射，経皮などがあるが，静脈路から投与する場合には0.1 mg/kgを投与，最大投与量は乳児2 mg，幼児（1〜6歳）4 mg，学童（7〜12歳）8 mgである．最大効果作用発現まで20分程度，持続時間は4時間程度[1]．

(2) 利点

- フェンタニルは非常に強力な鎮痛作用をもつ．フェンタニルはモルヒネと比較して75〜125倍の鎮痛効果とされる[2,3]．
- 効果発現が迅速である，比較的覚醒までの時間が短い，ヒスタミン遊離作用がほとんどないといった利点から，フェンタニルが好まれる[4]．

(3) 欠点

- 呼吸抑制が強い．また，フェンタニルは鎮静作用をもつこともあり他の鎮静薬を併用するときには注意を要する
- フェンタニル使用時に，胸郭コンプライアンス低下による換気困難を突然認めることがある．これは鉛管現象（chest wall and glottic rigidity）と呼ばれる現象で，換気が全くできない場合は，筋弛緩薬投与や気管挿管を要することもある．多い量のフェンタニルを急速に投与した際に発症しやすいとされるが，乳児において少量投与でも発生したという報告もあるため，使用時には注意が必要である[5]．

(4) 禁忌と使用における注意点

- 必ずモニタリング管理下に使用する．呼吸抑制や血圧低下に対しては拮抗薬であるナロキソンを考慮する．
- 鎮静後の呼吸抑制に対して，ナロキソンの投与量は1μg/kgずつ静注し，1～5分間隔で呼吸回数の増加まで反復する．10μg/kg程度まで投与可能である．持続では2～10μg/kg/時で投与する．筋注，皮下注による投与が可能である．急性オピオイド過量投与では0.1 mg/kg（最大投与量2 mg）を投与する．使用することにより意識状態の改善，低換気状態の改善が期待される．ナロキソンによる拮抗時間が短いこと，あるいは鎮痛効果まで減弱してしまうことに十分な注意が必要である．
- モルヒネにはヒスタミン遊離作用があり，喘息の既往がある場合には禁忌である．

【参考文献】
1) Trott A. Wounds and lacerations: emergency care and closure. Elsevier Saunders; 2012.
2) Coté CJ. Sedation for the pediatric patient. A review. Pediatr Clin North Am. 1994; 41: 31-58.
3) Joseph MH, Brill J, Zeltzer LK. Pediatric pain relief in trauma. Pediatr Rev. 1999; 20: 75-83; quiz 4.
4) Krauss B, Green SM. Procedural sedation and analgesia in children. Lancet. 2006; 367: 766-80.
5) Dewhirst E, Naguib A, Tobias JD. Chest wall rigidity in two infants after low-dose fentanyl administration. Pediatr Emerg Care. 2012; 28: 465-8.

〈松岡由典　小原崇一郎　加久翔太朗　木下正和〉

第4章 処置中の留意点・合併症

1. 留意点

1 鎮静を開始する前に

　救急外来では，必要な検査・処置について，時間的猶予がないことが多い．鎮静・鎮痛の実施においては，検査や処置による有益性，時間的優先度と，鎮静・鎮痛を提供する場合の利点，合併症のリスク，各施設の対応能力について総合的に判断した上で，その方法や時期を決定する．

　鎮静にあたり患者は，救急外来からMRI室や内視鏡室などへの移動を伴うことがある．鎮静前の評価，鎮静の実施，処置・検査の実施，覚醒の確認を行う場所への動線を把握し，必要な対応ができるように準備しておく（準備物品，人員配置に関しては☞第2章-2）．

　合併症への対応には，適切な監視による異常の早期認識と，迅速な緊急処置の実践が必要である．安全性の向上のため，救急外来の管理者とは別に，鎮静に専従する医師・看護師が配置されることが望ましい．

　緊急対応時バックアップ体制について，適切な緊急処置が実施できる医師が担当し，院内迅速対応チーム（RRT：rapid response team）や院内蘇生チームの起動方法を確認しておく．

　救急カートは，いつでも適正サイズの物品が使用できるように整備しておく．

　鎮静の前にはタイムアウトとして，担当者と鎮静内容，検査の目的，リスク，絶飲食状態，施行後のケアなどについて，チェックリスト 表1 等で短時間の情報共有（ブリーフィング）を行う機会を設けることが望ましい．

表1 直前のチェックリストの例

☐	検査の説明と同意
☐	鎮静の説明と同意
☐	適切な人材の配置
☐	全身状態，バイタルサイン確認
☐	絶飲食の状態
☐	困難気道の可能性
☐	薬剤の選択と用量
☐	患者の動線の確認
☐	救急カートの準備
☐	必要物品，酸素，吸引の準備
☐	救急バックアップ連絡先

2 鎮静深度の維持とモニタリングにおける留意点

処置時の鎮静・鎮痛の目的は，患児の不安・不快感・痛みを和らげ，動きを抑制することで処置を安全に行えるようにすることである[1,2]．この目的が達成されるよう，適切な鎮静深度を維持しつつ，気道・呼吸合併症をはじめとした鎮静薬による有害事象を迅速に認識し，介入できるようにするために，モニタリングは必須である（モニタリングや経過記録に関しては 第2章-2）．

（1）鎮静深度の維持

a．鎮静深度の定義

鎮静深度には「軽度鎮静」，「中等度鎮静」，「深鎮静」，「全身麻酔」があり，それぞれのレベルにおける患者の状態を 表2 に示す．これらの鎮静深度は連続している[2]ため，予定外に鎮静深度が深くなるという事態も起きうる．各鎮静深度の特徴を理解し，たとえ予期せぬ鎮静深度に至っても早期認識・早期介入ができるように備えておく必要がある．

b．各検査・処置における至適な鎮静深度

6歳未満の乳児・未就学児や発達障害児に対する処置時の鎮静・鎮痛では，より深い鎮静深度が必要な場合が多いため[1,4]，予期せぬ深い鎮静深度への移行が頻繁に起きうる[4]．低年齢の小児において，中等度鎮静以上の鎮静深度では鎮静薬による呼吸・循環合併症のリスクが高まる[1]．有害事象の多くは，モニタリング下に評価を繰り返し，適切な介入のタイミングを見逃さないように努めることで，より重篤な事態への進展を回避できる[5]．

図1 は，救急外来における処置時の鎮静・鎮痛の鎮静深度の概要である．検査・処置ごとの画一的な鎮静方法は存在せず，患者の状態によってはより深い鎮静深度が必要だったり，鎮静自体を回避する必要があったり，様々である．患者背景や目的の検査・処置ごとに，その時の人員や実施可能なモニタリングなども加味した上で，適切な鎮静深度を設定する．

表2 各鎮静深度における患者の状態

	軽度鎮静	中等度鎮静	深鎮静	全身麻酔
意識	正常な呼名反応	言葉での刺激で合目的反応	反復刺激または疼痛刺激で合目的反応	疼痛刺激に無反応
気道	影響なし	介入不要	介入必要な可能性	介入必要
自発呼吸	影響なし	適切	不十分な可能性	不十分
循環	影響なし	通常安定	通常安定	不安定な可能性

1）軽度鎮静：薬物により認知機能や協調運動は低下しているかもしれないが従命可能な状態で，気道・呼吸・循環に影響はない．
2）中等度鎮静：薬物により意識レベルが低下しているが従命可能な状態で，気道への介入は不要であり呼吸・循環も通常安定している．
3）深鎮静：薬物により反復刺激または疼痛刺激で反応を認める程度に意識レベルが低下している状態で，気道開通性維持のために介入要する可能性や自発呼吸が不十分な可能性があるが循環は通常安定している．
4）全身麻酔：薬物により疼痛刺激でも覚醒しない状態で，気道開通性維持のための介入や自発呼吸に対しての陽圧換気を要し，循環も安定しない可能性がある．

(American Society of Anesthesiologists Task Force on Sedation and Analgesia by Non-Anesthesiologists. Anesthesiology. 2002; 96: 1004-17[2], Pizzo JD, et al. In: Shaw KN, eds. Fleisher & Ludwig's Textbook of Pediatric Emergency 8th ed. Wolters Kluwer Health; 2020[3])

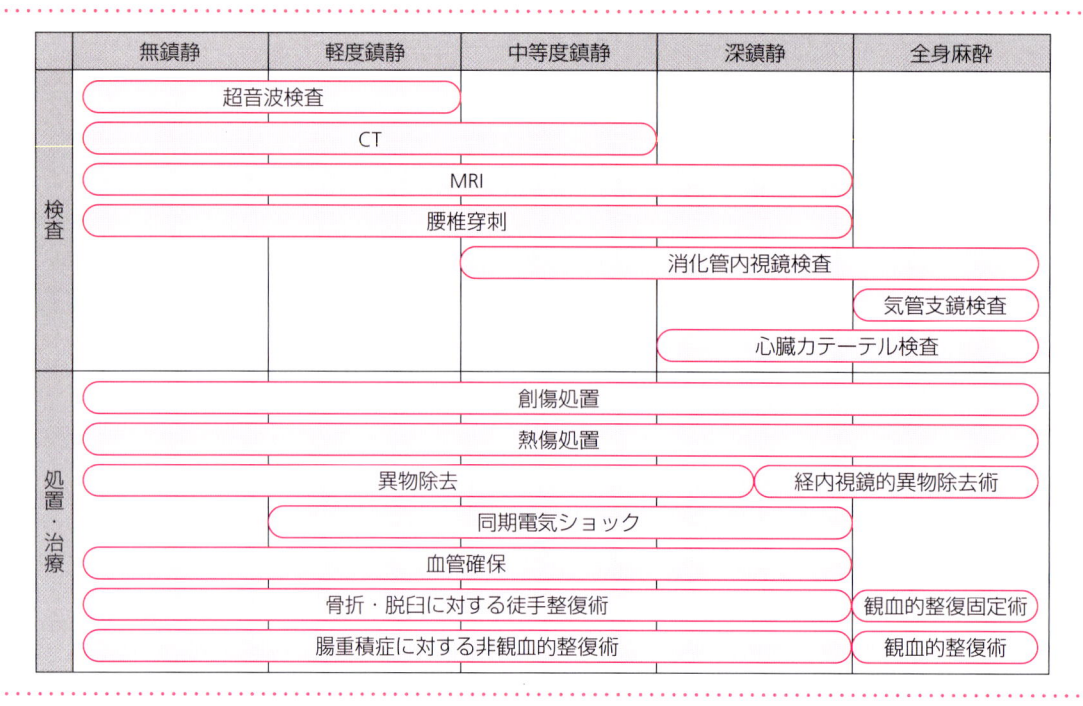

	無鎮静	軽度鎮静	中等度鎮静	深鎮静	全身麻酔
検査	超音波検査				
	CT				
	MRI				
	腰椎穿刺				
			消化管内視鏡検査		
				気管支鏡検査	
				心臓カテーテル検査	
処置・治療	創傷処置				
	熱傷処置				
	異物除去			経内視鏡的異物除去術	
		同期電気ショック			
	血管確保				
	骨折・脱臼に対する徒手整復術			観血的整復固定術	
	腸重積症に対する非観血的整復術			観血的整復術	

図1 救急における検査・処置に対して求められる鎮静深度の概要

表3 鎮静・鎮痛実施時の確認事項

(1)	検査時の最終経口摂取時間
(2)	当日の気道症状の有無
(3)	当日使用する鎮静薬・鎮痛薬の禁忌事項の有無
(4)	直前のバイタルサイン[1,5]：呼吸数，SpO$_2$（室内気），心拍数，血圧，意識レベル，体温 ※非協力的で測定できない場合には，その旨を記録しておく[1]

(日本小児科学会，他．日本小児科学会雑誌．2020；124：771-805)[6]

(2) モニタリングにおける留意点

a．鎮静・鎮痛前の確認事項

☞第2章-1 を参考に，事前に患児の合併症リスクを評価しておく．実際に担当する医師は，実施前に改めて 表3 に示した項目を確認する[6]．

b．患児の状態に合わせたモニタリング例

☞第2章-2 で示した鎮静・鎮痛時のモニタリングにおける各学会の推奨を参考に，選択するモニタリングの組合せ例を 表4 に示す．これらのモニタリングは，異常の早期認識と有害事象への早期介入を目的とした参考例である．

測定ができない気管支鏡検査，顔面外傷の処置などではその旨を記録しておくことが望ましく，本人の協力が得られない幼児などの場合は，鎮静開始後に測定を開始することは許容される[1]．血圧測定では，間欠的なカフ膨張による刺激を減少し鎮静深度を維持するために，必要に応じて患児の呼吸・循環が安定していれば測定間隔を10〜15分毎に延長することは許容される[1]．

小児の鎮静・鎮痛では，鎮静深度が予期せずに深くなることはしばしば経験される．そのような場合でも，鎮静薬による有害事象の迅速な認識と介入のために，モニタリングを追加することが重要である．

表4 患児の状態別装着モニターの組合せ例

装着モニター				適応患児の例		
SpO₂	血圧	EtCO₂	心電図	使用薬剤※2	合併症リスク※1	鎮静深度
△	△	△	△	局所麻酔薬		
◎	○	△	△	内服鎮静薬 外用鎮静薬		軽度〜中等度鎮静
◎	○	○	○		早産児※3 新生児※3	
◎	○	○	○	静脈麻酔薬		軽度〜中等度鎮静
◎	◎	○	○	静脈麻酔薬		中等度〜深鎮静
◎	◎	○	◎		循環リスク	
◎	○	△	○	亜酸化窒素 (笑気)		

◎：必須，○：望ましい，△：検討・考慮
※1：合併症リスク ☞第2章-2
※2：薬剤の特徴や呼吸循環への影響 ☞第3章
※3：例えば，受胎後週数（在胎週数＋出生後週数）60週未満の早産児，生後6週未満の正期産児など

【参考文献】

1) Coté CJ, Wilson S. Guidelines for monitoring and management of pediatric patients before, during, and after sedation for diagnostic and therapeutic procedures. Pediatrics. 2019; 143: e20191000.
2) American Society of Anesthesiologists Task Force on Sedation and Analgesia by Non-Anesthesiologists. Practice guidelines for sedation and analgesia by non-Anesthesiologists. Anesthesiology. 2002; 96: 1004-17.
3) Pizzo JD, Fein JA, Selbst SM. Section VIII Procedures and appendices, Chapter 129 Procedural sedation. In: Shaw KN, Bachur RG, eds. Fleisher & Ludwig's Textbook of Pediatric Emergency 8th ed. Wolters Kluwer Health; 2020.
4) Coté CJ, Wilson S. Guidelines for monitoring and management of pediatric patients during, and after sedation for diagnostic and therapeutic procedures: an update. Pediatrics. 2006; 118: 2587-602.
5) American Society of Anesthesiologists Task Force on Moderate Procedural Sedation and Analgesia, American Association of Oral and Maxillofacial Surgeons, American College of Radiology, et al. Practice guidelines for moderate procedural sedation and analgesia 2018. Anesthesiology. 2018; 128: 437-79.
6) 日本小児科学会，日本小児麻酔学会，日本小児放射線学会．MRI検査時の鎮静に関する共同提言（2020年2月23日改訂版）．日本小児科学会雑誌．2020; 124: 771-805.

2. 合併症

1 合併症の種類，頻度，危険因子

　合併症は「処置時の鎮静・鎮痛で使用される薬剤および医療介入に対する予期せぬ望ましくない反応であって，患者に傷害または不快感を与える，または引き起こすもの」と定義される[1]．合併症の発生率は報告により様々で，2.3％から16.2％と幅広い[2-4]．合併症の種類は 表5 のように分類される[5]．またカナダの6つの病院の救急外来における，18歳以下を対象とした痛みを伴う処置に対する処置時の鎮静・鎮痛実施時の多施設前向き研究で収集された主な合併症の頻度の報告について 表6 に示す．

　表6 に示されているとおり，重篤な合併症は非常に稀である[6]．各合併症の頻度としては，嘔吐と低酸素が多く報告されている．速やかに吸引や酸素投与と気道確保などの介入が可能となるよう事前の準備が望ましい．また嘔吐は頻度の多い合併症であるが，誤嚥性肺炎に進展することは稀である．

　気道のトラブルや低換気，低酸素によってエアウェイ，バッグバルブマスクなどによる用手換気や補助換気などまで介入する必要があったのは処置時の鎮痛・鎮静1000回あたり5.0回（CI 2.3-7.6）[7] であった．

第4章 ● 処置中の留意点・合併症

表5 合併症の種類

酸素化	低酸素
換気	無呼吸 上気道の不全閉塞 上気道の完全閉塞 喉頭痙攣
誤嚥	誤嚥
嘔気嘔吐	嘔吐
心血管系	徐脈 低血圧
けいれんなど	ミオクローヌス（吃逆も含む） 筋強剛 けいれん
行動異常	不穏，興奮 回復期の異常行動
永続的な合併症	神経障害 死亡

(Bhatt M, et al. Ann Emerg Med. 2009；53：426-35 e424)[5]

表6 救急外来における18歳以下を対象とした痛みを伴う処置に対する処置時の鎮静・鎮痛実施時の主な合併症の頻度

合併症	%（95% CI）
重篤な合併症	1.1 (0.5-1.7)
無呼吸	0.9 (0.3-1.4)
喉頭痙攣	0.1 (0-0.2)
低血圧	0.1 (0-0.2)
徐脈	0.1 (0-0.1)
気道の完全閉塞	0 (NA)
臨床的に明らかな誤嚥	0 (NA)
永続的な神経障害	0 (NA)
死亡	0 (NA)
低酸素	5.6 (2.0-9.2)
嘔吐	5.2 (2.4-8.0)
気道の不全閉塞	0.7 (0.5-1.0)
ミオクローヌス	0.3 (0.1-0.4)
奇異反応（不穏，興奮）	0.2 (0.1-0.3)
けいれん	0.1 (0-0.2)
筋強剛	0.03 (0-0.1)

(Bhatt M, et al. JAMA Pediatr. 2017；171：957-64[6] より改変)

喉頭痙攣は，頻度自体は少ないものの，ケタミン使用時の報告が多い[7]．ケタミン使用の際は特に注意し，事前の説明と対応への準備が望ましい（ケタミンの使用の詳細については ☞第3章-3 **1**）．

表5 の他に，何らかの重大なアレルギー反応が処置時の鎮痛・鎮静1000回につき，1回の割合で発生したと報告されている[4]．事前の問診でアレルギーの有無がわからない場合も想定され，その可能性について事前の説明と準備が必要である．

合併症発生の危険因子は，若年（5歳以下）[2,6,8]，絶飲食が遵守されていないこと[3]，担当医のPALS受講なし[3]，長い処置時間[3]，実施前のオピオイド投与[6]，高いASA分類[3]，発達障害[8] が報告されていた．一方で絶飲食時間の遵守は，誤嚥や嘔吐を含めた合併症発生と関連がなかったという報告もある[9]．上記因子を認める場合は，合併症の危険が大きいものと認識し，十分な事前準備が望ましい．

鎮静においては，鎮静の合併症リスクと鎮静の実施で得られる利点を検討した上で，その詳細を決定する．事前に困難気道が予想される場合など自分の対応能力を超えることが予想される場合は，実施のタイミングをずらす，上級医や麻酔科医に相談する，より安全に管理ができる手術室や蘇生室などの緊急対応の体制が整った場所に変更するなど，合併症に対する適切な対応が可能な状況で実施できるよう検討する．

【参考文献】

1) Green SM, Roback MG, Krauss BS, et al. unscheduled procedural sedation: a multidisciplinary consensus practice guideline. Ann Emerg Med. 2019; 73: e51-65.
2) Peña BM, Krauss B. Adverse events of procedural sedation and analgesia in a pediatric emergency department. Ann Emerg Med. 1999, 34 (4 Pt 1): 483-91.
3) Kuga S, Maeda T, Ihara K. Pediatric procedural sedation in Japan: a single-facility study of 1,436 cases. Pediatr Int. 2020; 62: 1346-50.
4) Cravero JP, Blike GT, Beach M, et al. Pediatric sedation research C: incidence and nature of adverse events during pediatric sedation/anesthesia for procedures outside the operating room: report from the Pediatric Sedation Research Consortium. Pediatrics. 2006; 118: 1087-96.
5) Bhatt M, Kennedy RM, Osmond MH, et al. Consensus panel on sedation research of pediatric emergency research C, the pediatric emergency care applied research N: consensus-based recommendations for standardizing terminology and reporting adverse events for emergency department procedural sedation and analgesia in children. Ann

Emerg Med. 2009; 53: 426-35 e424.
6) Bhatt M, Johnson DW, Chan J, et al. Risk factors for adverse events in emergency department procedural sedation for children. JAMA Pediatr. 2017; 171: 957-64.
7) Bellolio MF, Puls HA, Anderson JL, et al. Incidence of adverse events in paediatric procedural sedation in the emergency department: a systematic review and meta-analysis. BMJ Open. 2016; 6: e011384.
8) Cote CJ, Wilson S. American Academy of Pediatric, American Academy of Pediatric Dentistry. Guidelines for monitoring and management of pediatric patients before, during, and after sedation for diagnostic and therapeutic procedures. Pediatrics. 2019; 143: e20191000.
9) Bhatt M, Johnson DW, Taljaard M, et al. Association of preprocedural fasting with outcomes of emergency department sedation in children. JAMA Pediatr. 2018; 172: 678-85.

2 合併症の対応

迅速な救命処置ができる体制を整えておく．気道・呼吸への介入として，頭部後屈，下顎挙上，体位調節，エアウェイ挿入，バッグバルブマスクなどを用いた陽圧換気による補助呼吸，吸引処置などが必要である．合併症の適切な対応には，異常の早期認識と迅速な介入への判断が必要であり，そのための患者監視とモニタリングが不可欠である．

合併症においては，気道開通性の改善を最優先し，必要があれば迅速に対応する．拮抗薬の使用は，薬剤の副作用対策の一部であり，気道呼吸循環の安定化のため一次救命処置を併用する．稀ながら重篤な合併症の対応について，緊急時の連絡先，対応フロー，物品や薬物の準備について適宜確認しておく．

(1) 対応フロー

a．SpO$_2$低下（低換気，低酸素） 図2a

上気道閉塞，低換気が原因となる．

・喉頭痙攣

突然発症の声帯や喉頭筋群の攣縮に伴う上気道閉塞である．気管での気流が途絶し呼吸音聴取はできないが，強い呼吸努力は残存するため奇異性呼吸運動が観察され，著しい肺胞内陰圧と急激かつ著しいSpO$_2$の低下がみられる．わずかでも気流が改善しなければ，低酸素性の徐脈，心停止，陰圧性の肺水腫へ進展しうる非常に危険な状態である．

原因として，上気道感染，浅い鎮静状態，分泌物や嘔吐物の刺激などで誘発される．

対応として，下顎挙上，頭部後屈で麻酔マスクをタイトフィットさせ，ジャクソン・リース回路を用いて持続的気道陽圧法（CPAP: continuous positive airway pressure）（5～10 cmH$_2$O）を行う．可能ならエアウェイを挿入してもよいが，それが原因となる場合もある．CPAPと補助換気で改善がみられなければ，全身麻酔薬および筋弛緩薬の投与と気管挿管を必要とする．喉頭痙攣と認識された場合には，すみやかに救急援助を要請する．

b．嘔吐 図2b

嘔吐に伴う窒息，喉頭痙攣，気管支痙攣，肺炎，低酸素血症への進展が問題となる．

c．低血圧 図2c

循環不全を伴う場合は，先行する低酸素血症やアナフィラキシーなどの原因検索と二次救命処置が必要である．

d．徐脈 図2d

循環不全を伴う場合，低酸素血症が先行する場合が多い．

循環不全を伴わない徐脈では経過観察かアトロピン投与で対応可能である．

図2 合併症の対応フロー

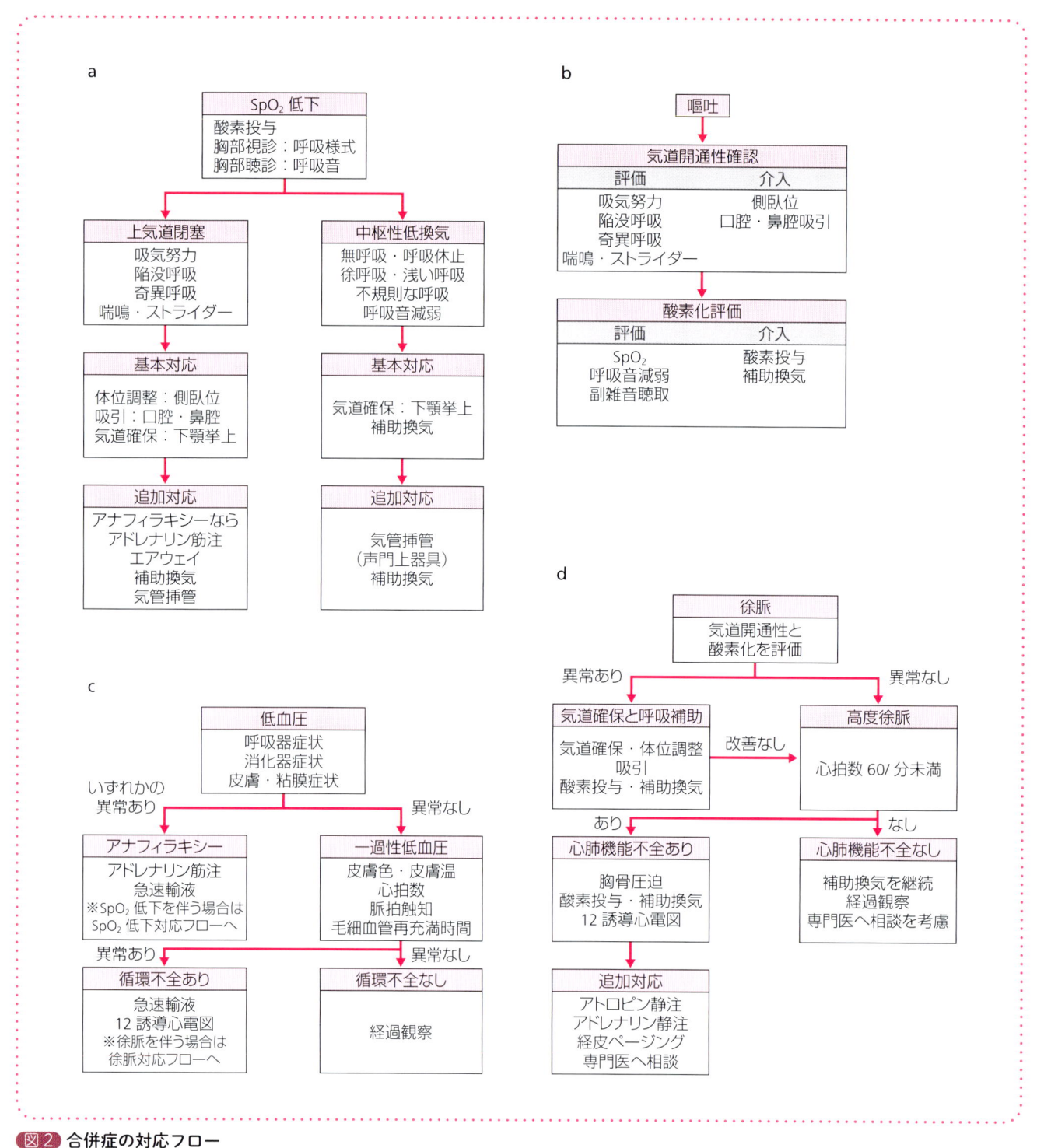

a. SpO₂低下
- 酸素投与
- 胸部視診：呼吸様式
- 胸部聴診：呼吸音

→ 上気道閉塞
- 吸気努力
- 陥没呼吸
- 奇異呼吸
- 喘鳴・ストライダー

基本対応
- 体位調整：側臥位
- 吸引：口腔・鼻腔
- 気道確保：下顎挙上

追加対応
- アナフィラキシーなら
- アドレナリン筋注
- エアウェイ
- 補助換気
- 気管挿管

→ 中枢性低換気
- 無呼吸・呼吸休止
- 徐呼吸・浅い呼吸
- 不規則な呼吸
- 呼吸音減弱

基本対応
- 気道確保：下顎挙上
- 補助換気

追加対応
- 気管挿管（声門上器具）
- 補助換気

b. 嘔吐

気道開通性確認
評価	介入
吸気努力 陥没呼吸 奇異呼吸 喘鳴・ストライダー	側臥位 口腔・鼻腔吸引

酸素化評価
評価	介入
SpO₂ 呼吸音減弱 副雑音聴取	酸素投与 補助換気

c. 低血圧
- 呼吸器症状
- 消化器症状
- 皮膚・粘膜症状

→（いずれかの異常あり）アナフィラキシー
- アドレナリン筋注
- 急速輸液
- ※SpO₂低下を伴う場合はSpO₂低下対応フローへ

→ 異常あり：循環不全あり
- 急速輸液
- 12誘導心電図
- ※徐脈を伴う場合は徐脈対応フローへ

→（異常なし）一過性低血圧
- 皮膚色・皮膚温
- 心拍数
- 脈拍触知
- 毛細血管再充満時間

→ 異常なし：循環不全なし
- 経過観察

d. 徐脈
- 気道開通性と酸素化を評価

→ 異常あり：気道確保と呼吸補助
- 気道確保・体位調整
- 吸引
- 酸素投与・補助換気

改善なし → 高度徐脈
- 心拍数60/分未満

→ 異常なし：高度徐脈

あり：心肺機能不全あり
- 胸骨圧迫
- 酸素投与・補助換気
- 12誘導心電図

追加対応
- アトロピン静注
- アドレナリン静注
- 経皮ペーシング
- 専門医へ相談

なし：心肺機能不全なし
- 補助換気を継続
- 経過観察
- 専門医へ相談を考慮

（2）拮抗薬の使い方

a. ナロキソン

- **適応**：オピオイドによる呼吸抑制，鎮静，低血圧を拮抗する．オピオイドμ受容体に対して高い親和性を持つ競合的拮抗薬であり，呼吸抑制に対しては3分以内に効果が発現し，ピークは15分以内で，分時換気量の増加などがみられ，作用持続は30分程度で著明に減少する．
- **投与量**：☞第3章-4 [5]
- **使用上の注意**：筋注・皮下注・気管内投与の場合，作用発現は2~5分である．疼痛に伴う興奮や血圧変動をみることがあり慎重に投与する．非オピオイド薬による呼吸抑制には無効である[2]．

b．フルマゼニル

- 適応：ベンゾジアゼピン系薬物による覚醒遅延や呼吸抑制が認められ，早期に患者を覚醒させる必要があると判断される場合にのみ選択する．
- 投与量： ☞第3章-2 [1]
- 注意点：呼吸抑制作用への拮抗は完全には得られない．反復投与による意識状態や呼吸抑制の改善がみられない場合には，他の原因を考慮する．急激な覚醒の結果，不穏や嘔気などを生じうる．作用時間は60分未満であるため，拮抗効果の消失に伴う再鎮静を考慮して十分な経過観察を行う[3]．

【参考文献】

1) Cravero JP, Beach ML, Blike GT, et al. The incidence and nature of adverse events during pediatric sedation/anesthesia with propofol for procedures outside the operating room: a report from the Pediatric Sedation Research Consortium. Anesth Analg. 2009; 108: 795-804.
2) 日本麻酔科学会．II．鎮痛薬・拮抗薬．麻酔薬および麻酔関連薬使用ガイドライン 第3版第4訂．2018．https://anesth.or.jp/users/person/guide_line/medicine（2023年7月1日閲覧）
3) 日本麻酔科学会．I．催眠鎮静薬．麻酔薬および麻酔関連薬使用ガイドライン 第3版第4訂．2018．https://anesth.or.jp/users/person/guide_line/medicine（2023年7月1日閲覧）

〈糟谷周吾　小林 匡　藤原健太　本間洋輔〉

第5章 処置後のケア

1. 安全な監視場所への移動

1 安全な監視場所への移動

処置が終了しても，鎮静薬は残存している可能性がある．処置後の監視場所は施設によって様々である．監視場所へ移動時も処置時の鎮静下と同様な監視体制ですぐに緊急時の対応ができるようにする．

（1）移動時の物品

必ず患者にあったサイズの物品を選択する．異常が生じた場合を想定した準備が必要である．処置を行った場所から観察を行う場所までの距離が離れている場合や移動に時間がかかる場合を考慮し物品を準備する必要がある．

移動時に必要な基本的な物品は以下である 表1．

表1 移動時の物品例

酸素	鎮静の深さや患者に合わせて酸素投与器具を選択する
	呼吸停止などの緊急時を想定した自己膨張式（バックバルブマスク）・流量膨張式（ジャクソンリース）やエアウェイも準備する
吸引	移動用吸引器があるとよい（＊）
生体監視モニター	パルスオキシメーター，鎮静の深さに応じて心電図やEtCO$_2$を装着する

＊鎮静が深い場合や嘔吐などの可能性がある場合，基礎疾患があり呼吸の障害が生じやすい場合などは必要に応じて準備する

移動時には緊急コールができるよう連絡手段を確保しておく．また，救急カートの位置などをあらかじめ確認しておく．成人患者と混合して診療を行う施設では，救急カート内の物品が小児用のものと混同しないようにしておくとよい．

また，緊急時に使用する物品は準備時に必ず点検を行い，すぐに使用できることを確認しておく必要がある．特に酸素ボンベ使用前は残気量を確認し，移動終了まで酸素投与が確実に行われることを確認する必要がある．

（2）移動時の人員

ストレッチャー等の移動を担う人員に加え，患者の状態を把握し緊急時に対応できるよう患者の監視を行う医師または看護師がいることが望ましい．また，移動や監視を行う人員は小児の救命処置のトレーニングを受けているものが望ましい．患者の状態にあわせて必要な人員配置を行い，移動役，観察役，呼吸管理，輸液管理をする役など役割を明確にすることが大切である．

1．安全な監視場所への移動

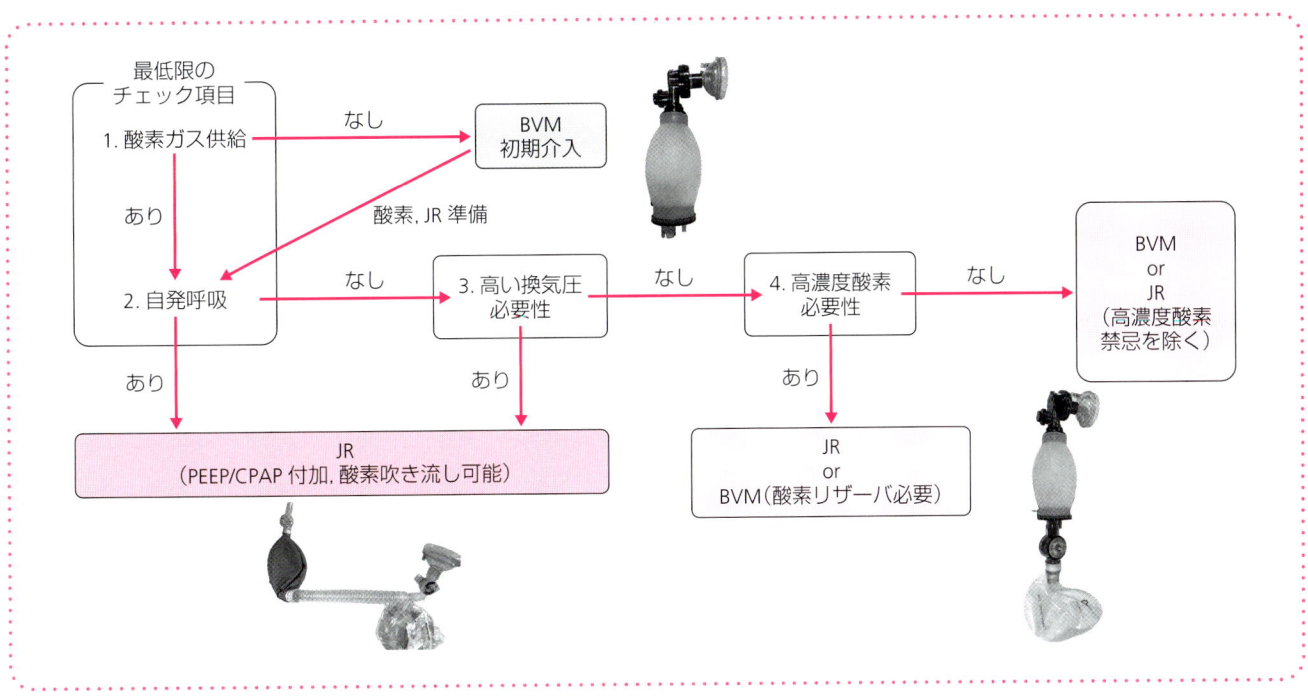

図1 自己膨張式バッグ（BVM）と流量膨張式バッグ（JR）選択フローチャート

表2 酸素ボンベの残量計算と使用可能時間

ボンベメーター目盛単位	計算	（例）	流量○○L/分での使用可能時間
MPa	34を掛ける（単位L）	10 MPa × 34 = 残 340 L	目盛り × 34/○○（分）
kg/cm^2	3.4を掛ける（単位L）	100 kg/cm^2 × 3.4 = 残 340 L	目盛り × 3.4/○○（分）

表3 BVMおよびJR使用時の酸素流量

	酸素流量	投与できる酸素濃度
バッグバルブマスク	10-15 L/分	40-50％程度
リザーバあり		100％
ジャクソンリース	分時換気量の2-3倍（10 kg児 4-6 L/分，20 kg児 6-9 L/分）	100％

(American Heart Association. PALS プロバイダーマニュアル AHA ガイドライン2020準拠. シナジー；2022)[1]

2 自己膨張式バッグと流量膨張式バッグ

　一時的な用手換気のために使用される自己膨張式バッグ（バッグバルブマスク（BVM），通称アンビューバッグ）と流量膨張式バッグ［Mapleson回路，通称ジャクソンリース（JR）］について，選択フローチャートを 図1 に示す．4項目（酸素ガス供給・自発呼吸・高い換気圧の必要性・高濃度酸素の必要性）をチェックすることで，両者の特性を活かした選択ができる．緊急時の迅速な初期介入にはBVMを，その後は酸素ガス供給とJRがあれば，JRはどの場合にも選択して良いのがわかる．JRの最大の欠点は酸素供給がないと使用できない点であり，移動時など酸素ボンベ使用時には

残量の確認 表2 とBVMの予備が大切である．一方，BVMはPEEP付加や酸素投与性能の点でJRに劣る 表3．PEEP付加が可能なBVMもあるが，BVMには弁があるため，自発呼吸に合わせてバッグを押さない限り酸素の吹き流し効果は期待できない．鎮静時には呼吸停止への緊急的介入の他に，自発呼吸補助を目的とする介入も想定されるため，JRの有用性がより高いが，BVMに比べて熟練が必要な側面もあるため，選択には施行者の熟練度も考慮されるべきである．

【参考文献】
1) American Heart Association. PALS プロバイダーマニュアル AHA ガイドライン 2020 準拠. シナジー; 2022.

3 監視場所と観察

(1) 観察場所

処置後は，鎮静からの覚醒遅延や覚醒を1回確認しても再度入眠することがある．処置後も同様のレベルで監視できる場所を選ぶ．移動時同様に酸素投与・吸引・モニタリングができ，緊急時には蘇生処置や治療が速やかにできる場所が望ましい．患者を常に監視できる医師または看護師がいる場所を用意する．

(2) 観察

たとえ処置終了後であっても，処置中と同様に観察することが必要である．覚醒（後述）が確認され，帰宅の条件を満たす，一般病棟への帰室の条件を満たすまで経時的に鎮静の程度に応じて5～15分毎に観察を行う．また，バイタルサインや観察した内容を記録に残す．

観察項目は気道の開通性・呼吸状態（呼吸回数・呼吸様式），SpO_2，循環状態（心拍数・血圧・毛細血管再充満時間・脈拍触知・末梢冷感の有無），意識レベル・会話の様子・興奮している様子がないか，体温，嘔吐，処置や疾患による痛みの有無と程度である．保護者にいつもの会話や活気などの様子を聞き異常がないかを確認することも大切である．

輸液ラインは血液の逆流や漏れなどにより使用できなくなる可能性があり，経時的な観察を行う必要がある．

(3) 処置後のケア

- 覚醒段階で患児が興奮することがある．興奮によってけがが生じないよう環境を整える．また，興奮することがあることを家族等に説明しておく．
- 気道を確保しやすい体位をとる．大きい枕は使用しない．子どもは，身体に対して相対的に頭部が大きく，気道が狭い特徴があり，頭部を前屈することで気道が狭くなりやすい．スニッフィングポジションをとる．
- 飲水開始に合わせ嘔吐やむせ込みが生じることがあり，誤嚥を予防できる体位をとる．また，吸引はすぐに使用できるよう準備する．飲水が予定通りのスケジュールでできるよう，家族等に十分に説明を行う．

【参考文献】
1) 日本小児科学会，日本麻酔科学会，日本小児放射線学会．MRI検査時の鎮静に関する共同提言．2020.2.23改訂版．
2) 長坂安子．鎮静と安全基準．日本臨床麻酔学会誌．2018; 38: 857-68.

4 患児のリスク

鎮静の際に考慮すべき患児のリスクは前項までに述べられたとおりであり，一般的にそのリスクは鎮静後，処置後までつづくと考えるべきである．以下にその例を挙げる．

(1) 閉塞性睡眠時無呼吸症候群（OSAS）

平常睡眠でも無呼吸を認める疾患であるOSAS患児では，鎮静中だけでなく鎮静後にも，無呼吸や低酸素といった有害呼吸イベントが起こりやすい．OSASの重症度と相関してオピオイド感受性は高くなっていると報告されており[1]，特に重症OSAS患児で，麻薬を使用した鎮静後管理では，監視レベルと監視時間を非OSAS患児と差別化すべきである．

(2) 早産児

新生児や乳児は肝臓や腎臓といった薬物代謝臓器が未熟なため，鎮静・鎮痛薬の効果遷延が起こりやすい．早産児の場合，受胎後週数60までは全身麻酔後の無呼吸リスクが高いと報告されており[2]，同系統の薬剤を用いる鎮静後でも年長児と差別化して監視すべきである 表4．

表4 新生児・乳児の受胎後週数と最低監視時間例

AAPガイドライン			TAEM		
全例	<48週	12時間	全例	<45週	12時間
早産	<60週	12時間	合併症あり早産	<60週	12時間
			合併症なし早産	<60週	麻薬あり 12時間 麻薬なし 6時間

＊AAP: American Academy of Pediatrics,
TAEM: Thai Association for Emergency Medicine
(American Academy of Pediatrics. Pediatrics. 2019; 143: e20191000[3], Thai Association for Emergency Medicine. Sedation monitoring and post sedation recovery and discharge[4])

【参考文献】
1) Brown KA, Laferriére A, Lakheeram I, et al. Recurrent hypoxemia in children is associated with increased analgesic sensitivity to opiates. Anesthesiology. 2006; 105: 665-9.
2) Cote CJ, Zaslavsky A, Downes JJ, et al. Postoperative apnea in former preterm infants after inguinal herniorrhaphy. A combined analysis. Anesthesiology. 1995; 82: 809-22.
3) American Academy of Pediatrics. Guidelines for monitoring and management of pediatric patients before, during, and after sedation for diagnostic and therapeutic procedures. Pediatrics. 2019; 143: e20191000.
4) Thai Association for Emergency Medicine. Sedation monitoring and post sedation recovery and discharge.

5 処置のリスク

小児のPSAにおいて，合併症のうち8％が処置終了後に発生したという報告がある[1]．そのため，処置後も適切に観察することが重要である．

(1) どんな処置が特に監視が必要か

a. 深い鎮静を要するもの，処置時間が長いもの

鎮静のレベルとして，浅い鎮静より深い鎮静を要した方が，使用する薬剤量が多くなることが多く，処置後もその薬剤の作用が残る可能性が高い．そのため処置終了後も監視が必要となる．同様に処置時間が長いものも薬剤の追加投与がなされる可能性が高いため，リスクになりうる[2]．

また，フルマゼニルなどの拮抗薬を投与されている場合も，投与された薬剤の持続時間の方が拮抗薬の持続時間より長く，再鎮静が起こる可能性があるため観察時間を短くすることなく注意深い観察が必要となる[3]．

b．強い疼痛を伴うもの

複数の薬剤の併用は合併症発生のリスク[3]となりうる．また併用によりお互いの半減期が延長する可能性がある．鎮痛で使用されるオピオイドの併用は合併症のリスクと報告されており[4]，鎮静だけではなく鎮痛も目的としたPSA実施時は処置終了後も観察が必要となる．

c．遅発性の副作用リスクの高いもの（薬剤の種類，投与方法）

全般的に，静脈注射と比較して，筋肉注射や粘膜投与の方が効果の持続時間が長いと報告されている[5]．特にバルビツール酸系薬剤の筋肉注射，フェノチアジン系などは持続時間が長く，終了後の観察も長時間となる[3]．

同じ薬でも追加投与することで半減期の延長が起こるため，追加投与されている場合も注意が必要である．とくにバルビツール酸系薬剤であるチオペンタールは追加投与（持続投与）で半減期の著明な延長が知られている[6]．

【参考文献】
1) Newman DH, Azer MM, Pitetti RD, et al. When is a patient safe for discharge after procedural sedation? The timing of adverse effect events in 1,367 pediatric procedural sedations. Ann Emerg Med. 2003; 42: 627-35.
2) Kuga S, Maeda T, Ihara K. Pediatric procedural sedation in Japan: a single-facility study of 1,436 cases. Pediatr Int. 2020; 62: 1346-50.
3) Cote CJ, Wilson S, American Academy of Pediatric, American Academy of Pediatric Dentistry. Guidelines for monitoring and management of pediatric patients before, during, and after sedation for diagnostic and therapeutic procedures. Pediatrics. 2019; 143: e20191000.
4) Bhatt M, Johnson DW, Chan J, et al. Risk factors for adverse events in emergency department procedural sedation for children. JAMA Pediatr. 2017; 171: 957-64.
5) Homma Y, Norii T, Kanazawa T, et al; Japan Society of Procedural S, Analgesia. A mini-review of procedural sedation and analgesia in the emergency department. Acute Med Surg. 2020; 7: e574.
6) Hughes MA, Glass PS, Jacobs JR. Context-sensitive half-time in multicompartment pharmacokinetic models for intravenous anesthetic drugs. Anesthesiology. 1992, 76: 334-41.

2．帰宅・退院の判断

帰宅後は親による監視とケアのみとなるため，帰宅・退院可否の判断は必ず慎重に行う必要がある．施設毎に適した基準やスコアシステムを採用・設定することで，合理的で見落としの少ない判断をする助けとなる．報告されている基準やスコアシステムのうち，いずれがより優れているという十分なエビデンスはないが，使用により処置後のリスクを軽減できると考えられ，推奨されている[1]．以下に，例を示す 表5 表6 ．

表5 帰宅・退院基準例

感覚的でシンプルな基準となっている．呼吸や循環の評価には客観性がなく，痛みの評価や嘔気などの副作用の項目は含まれていない．

評価項目	特記事項
1　循環と気道開通が十分かつ安定	
2　容易に覚醒し，防御反射が正常	
3　会話可能	＊年月齢による
4　補助なく座位保持可能	＊年月齢による
5　鎮静前や平常時の状態に限りなく近い	＊低年齢や障害により反応が得られない場合
6　十分な水分摂取可能	

(American Academy of Pediatrics. Pediatrics. 2019; 143: e20191000)[2]

表6 スコアシステム例（Modified Aldrete Score）

評価項目	状態	点数
動作	四肢を動かす	2
	上肢または下肢を動かす	1
	動きなし	0
呼吸	深い呼吸，咳をする	2
	抑制された呼吸，呼吸苦がある	1
	無呼吸	0
意識	完全に覚醒している	2
	呼びかけで覚醒する	1
	呼びかけに反応しない	0
循環（収縮期血圧）	鎮静前の±20%	2
	鎮静前の±21〜49%	1
	鎮静前の±50%以上	0
酸素飽和度	＞92%（大気下）	2
	＞90%（酸素投与下）	1
	＜90%（酸素投与下）	0

もともと全身麻酔後の専用ケアユニット（PACU）から一般病棟への退室基準（0点項目を含まず，合計8点以上）として考案され，日帰り手術後や鎮静後管理でも普及しているスコアシステムである．呼吸や循環をより客観的に評価できるため，上記のような簡易基準を補うツールとして有用である．基準未満の場合には，監視の継続や入院となるが，その際の監視レベル，管理ユニットの選択基準（例：0点項目を含む⇒ICU/HCUなど）としても利用できる．
(American Academy of Pediatrics. Pediatrics. 2019; 143: e20191000[2], Dean B. In: Mason KP, ed. Pediatric Sedation Outside The Operating Room. Springer; 2021. p.84-94[4])

【参考文献】

1) American Society of Anesthesiologists. Practice Guidelines for Moderate Procedural Sedation and Analgesia 2018. Anesthesiology. 2018; 128: 437-9.
2) American Academy of Pediatrics. Guidelines for monitoring and management of pediatric patients before, during, and after sedation for diagnostic and therapeutic procedures. Pediatrics. 2019; 143: e20191000.
3) Aldrete JA. The post-anesthesia recovery score revisited. J Clin Anesth. 1995; 7: 89-91.
4) Dean B. Andropoulos. Sedation scales and discharge criteria: How do they differ? Which one to choose? Do they really apply to sedation? In: Mason KP, ed. Pediatric Sedation Outside The Operating Room. Springer; 2021. p.84-94.

3. 帰宅時の説明

（1）家族の注意点・飲食・入浴・行動制限，異常時の連絡

安全に帰宅できると判断され，帰宅したとしてもすべて安全というわけではない．帰宅後も6割以上の患児でなんらかの合併症がでたと報告されている[1]．また，その効果は処置後8時間経過しても半数で継続していたという報告もある[2]．そのため，帰宅してからの観察について家族に説明することは重要である．

（2）鎮静薬残存への観察と注意

鎮静薬の残存により，帰宅後呼吸抑制になる可能性を考え，注意点について説明しておく．具体的には呼吸様式の観察，そのまま入眠した場合も刺激で反応することなどを確認してもらうよう説明する．観察は帰宅途中から始まるため，帰宅時も車での帰宅となる場合は運転手の他に患児のことを観察できる人が必要である．

（3）飲食についての注意

　水分摂取可能なことを確認のうえ帰宅させるが，食事に関しては再度自宅で飲水を確認のうえ，開始することが望ましい．薬剤の種類や量にもよるが，処置終了後2時間を目安とする．また，嘔吐する可能性についても言及しておく．

（4）入浴についての説明

　入浴中の事故を避けるために入浴は処置後8時間後，もしくは翌日以降にする．

（5）睡眠への影響

　鎮静薬使用後には，寝付きが悪かったり，寝起きに興奮したりということが起こりえる．通常，一時的な影響である．

（6）行動制限についての説明

　処置後24時間は成人の監視下におき，水泳などのリスクの高い活動や自転車などの手足を協調させて行う運動はさける．

（7）異常出現時の対処について

　呼吸に異常を伴う症状が出現する，アレルギー症状が出現する場合は速やかに医療機関を受診，場合によっては救急車要請を検討していただくよう説明する．

　また，よくある症状（嘔吐，一過性の興奮など）は起こりうることとして事前に説明しておくのが望ましい．また，相談先の連絡先（病院の電話番号など）を載せておくのが望ましい．

　家族への説明方法としては，説明の標準化，効率化，記録という意味でも文書で説明のうえ，その旨をカルテに記載しておくことが望ましい．そのような文書を帰宅指示書（Discharge Instructions）という．文書を用いることで口頭説明と比較し理解を深めることができる[3]．

　参考に帰宅指示書の一例を示す 図2 ．

4. 医療者向けの注意点

（1）拮抗薬使用症例

　現存する拮抗薬（ナロキソン・フルマゼニル）の半減期は鎮痛・鎮静薬（オピオイド・ベンゾジアゼピン）の半減期よりも短いため，拮抗薬で一時的に回復した後に，再鎮静が起こりえる．したがって，拮抗薬使用症例ではその後の監視時間を長くとる．特に長い半減期の薬剤を使用した際には，帰宅後の再鎮静リスクを考慮した説明をする．

（2）残存神経ブロックと疼痛コントロール

　局所麻酔によるブロック部位や範囲を考慮し，帰宅後に注意すべき活動について言及する．また，帰宅後にも疼痛を伴うことが予想される処置を行った場合，局所麻酔や静脈鎮痛薬の効果消失に伴い疼痛が出現すること，おおよそのタイミングと帰宅後に使用できる鎮痛薬について指示する．

鎮静を受けられたお子様のご家族へ

本日あなたのお子様は，処置や検査を確実にかつスムーズに行うために眠くなる薬（鎮静薬）の投与を受けられました．処置や検査中およびその終了後は，厳密な監視体制のもと全身状態に問題がないことが確認されており，かつ帰宅できる状態であると判断されました．一般的に今後鎮静薬の影響がでることはないと思われますが，極めてまれに 24 時間以降までふらつくなどの影響がみられることがあります．今後 24 時間は以下のことにご注意ください．

1) ご自宅に着かれるまでの間，特に呼吸の仕方を注意深く監視してください．
   チャイルドシートにのせられる場合は，特にご注意ください．運転する方のほかに，お子様の様子を観察できる大人がいることが望ましいです．
2) 帰宅後そのまま眠ってしまわれるようであれば，できれば最低 1 回は 2 時間以内に起こし，問題のないこと（呼吸の仕方がおかしくないことや刺激を加えると短時間でも目を覚ますこと）を確認ください．
3) 処置，検査後に水分が摂れることは確認していますが，帰宅後嘔吐することがあるかもしれません．目安として通常の食事を再開するまで，処置，検査終了後最低 2 時間程度はお待ちください．
4) 処置，検査終了後 8 時間程度はひとりで入浴させないようにしてください．
5) 処置，検査終了後 24 時間は，以下のような運動を保護者の目の届かないところで行うことは避けてください．
   ＊水泳など溺れてしまう危険を伴う運動
   ＊自転車やスケートボードなど手足を協調させて行う運動
6) 呼吸の仕方がおかしい，起こしても全く反応しないで目を覚まさない，発疹がでるなどの問題が発生したときには早急に救急車を呼んでください．
7) その他，帰宅後に何らかの疑問点，心配な点などがありましたら遠慮なく下記連絡先までご連絡ください．

◆その他
もし何かご不明な点があればお気軽にお電話下さい．
また診察は 24 時間 365 日受け付けておりますので，受診希望の場合は事前の電話連絡は不要です．それではお大事になさってください．

（病院名）＿＿＿＿＿＿＿＿＿＿＿＿＿＿＿＿＿＿
TEL：＿＿＿＿＿＿＿＿＿＿＿＿＿＿＿＿＿＿＿
（医師名）＿＿＿＿＿＿＿＿＿＿＿＿＿＿＿＿＿＿

図2 （東京ベイ・浦安市川医療センターの帰宅指示書より一部改変）

【参考文献】
1) Rahul K, Xinguang C, Nirupama K. Postdischarge adverse events related to sedation for diagnostic imaging in children. Pediatr Emerg Care. 2012; 28: 796-801.
2) Malviya S, Voepel-Lewis T, Prochaska G, et al. Prolonged recovery and delayed side effects of sedation for diagnostic imaging studies in children. Pediatrics. 2000; 105: E42.
3) Vashi A, Rhodes KV. "Sign Right Here and You're Good to Go": a content analysis of audiotaped emergency department discharge instructions. Ann Emerg Med. 2011; 57: 315-22.

5. 処置後の心理的ケア

1 処置後の遊び，患児の処置の理解，成功体験につながるケア

　いかに準備を整えて処置前・処置中・処置後を通して子どもへのケアを行ったとしても，子どもにとっての痛みや不安をすべてクリアすることは不可能と言える．侵襲的な処置や検査の体験が，子どもの恐怖体験や自信を喪失する体験につながることのないようにしていくためには，鎮静・鎮痛について，医学的適応のみならず，子どもの発達段階に応じて，痛みや恐怖を伴う処置や治療の場面でも適切に実施されることが望まれる．

2 処置後の心理的ケアの留意点

　プレパレーションについて，処置前の説明など，処置を受ける子どもの心理的準備を整えるための内容や方法に焦点が当てられがちであるが，プレパレーションは処置を終え帰宅した後（あるいは退院後）も継続的に行われるべきものとされている[1]．処置後の関わりや事後の遊び（post procedure play）は重要なケアである．

　医療者は子どもの発達段階に応じて，子どものつらかった（痛かった，怖かった）思いを共有し，頑張りを評価し，次の頑張りにつなげていけるように支援していくことは，子どもにとって重要な意味を持つ．

　子どもの自分の身に起きたことや経験したことについて，子ども自身が言語的に表現し説明するのは難しいが，事後の遊びの中でその体験を模倣し表現することができる．そうした事後の遊びは，処置後を受けた子どもにとって，「自己消化していく重要な過程」であるとされている[1]．

3 処置後の関わりや事後の遊びの具体例

（1）保護者（特に母親）と一緒にいられるようにする

- 処置中・処置後を通し，子どもにとって大切な存在である保護者と一緒にいられる環境を整える．
- 処置を受けた子どもにきょうだい児がいる場合などは，子どもが保護者と過ごせるように，医療者はきょうだい児を預かるなど対応する．

（2）処置が終わったことを明確に伝える

- 「○○が終わったよ」と処置が終了したことを伝えるとともに，「もう動いてもいいんだよ」など，処置後の行動についても伝える
- 医療者は，処置や検査の手技が終了したところが処置の終わりと考えやすいが，子どもにとってのケアの終了は医療者の考えとは一致しないことも留意する必要がある．

（3）子どもの言葉に耳を傾ける

- 子どもが使った言葉を復唱したり相槌を打ったりしながら子どもが語る言葉に耳を傾ける．
- 子どもから質問があれば質問に答える．

（4）子どもの頑張りをほめ，頑張ったことを可視化する

- 「○○ちゃん，△△を動かさないでよく頑張ったね」など，具体的に頑張ったことを子どもに伝え

る．
- 保護者が処置中に同席できなかった場合などは子どもの頑張りを保護者と共有する．
- ご褒美シールや"終了証"などを活用し，頑張ったことを形にして子どもと保護者と共有する．

(5) 子どもが気持ちを発散・切り替えるための遊びの提供
- 可能であればCLS（child life specialist）やHPS（hospital play specialist），保育士などと連携し，子どもが処置後に遊べる環境や遊びの内容の工夫を行う．

【参考文献】
1) 田中恭子．プレパレーションの5段階について．小児看護．2008; 31: 542-7.

〈梅野直哉　北村祐司　本間洋輔　白石裕子〉

第6章 非薬理学的介入

はじめに〜非薬理学的介入のために知っておくこと〜

　非薬理学的介入の効果的な実施のためには，処置や検査を受ける子どもを的確にとらえた援助が求められる．情緒や認知に関連した定型発達を理解しておくことで，年齢や発達段階による特徴をとらえることができる．さらには，子ども個人のパーソナリティを把握する助けにもなる．ここでは，外来での検査や処置を想定し，基本的な知識として必要となる内容を提示する．

1. 子どもの特性

1 情緒

　子どもは，言語的に自身の感情をうまく表現することができない．子どもの示す行動が，どのような感情を表現しているのかを知ることは，医療者にとって子どもを理解する上で重要となる．

　情緒とは「刺激によって引き起こされる，喜び，悲しみ，驚き，恐れなどに代表される，急激な心理的・身体的変化」[1]のことで，感情と類似した概念であるが，より狭義の概念である．実臨床では，感情に含めて取り扱っても差し支えない．

　看護や保育，あるいは，心理の現場では，図1 を参照することが多い．この図は，心理学者のBridgesが，施設の子どもの観察を通し，成育とともにあらわれる子どもの情緒を，「情緒の分化」として形式化したものである．おおまかに次のように説明できる．

　出生後の子どもの情緒（感情）は未分化で，まだ興奮しかない．その後，子どもの情緒は年齢とともに詳細に分かれる．およそ2歳ごろまでに基本的な情緒に分かれ，5歳ごろまでには成人のそれとほぼ同じになる．つまり，言語能力が発達途上にある乳幼児であっても，感情を表す能力は持っている．医療者は，子どもの表情や声，四肢の動きなどの行動を総合的にアセスメントし，子どもが発する感情の意味を推察する必要がある．適切な刺激，つまり周りの大人の適切な関わりがなければ，子どもの情緒発達は阻害され，一貫性のない関わりでは情緒不安定になるといわれている．

2 愛着

　愛着とは「人が特定の他者との間に形成する情緒的結びつき」[1]のことである．乳児は生後まもなくから人の顔をみて笑う・声を出すなどの反応を示す．愛着が形成されるに従って，養育者などの特定の人物への接近を維持し，接触を求める行動を示す．6〜7か月頃には特定の人物にのみ示すようになるが，人見知りは，子どもが特定の人物に対して愛着を形成したことを示す行動でもある．このような愛着行動は1〜2歳ごろに活発になり，幼児後期以降は減少していく．

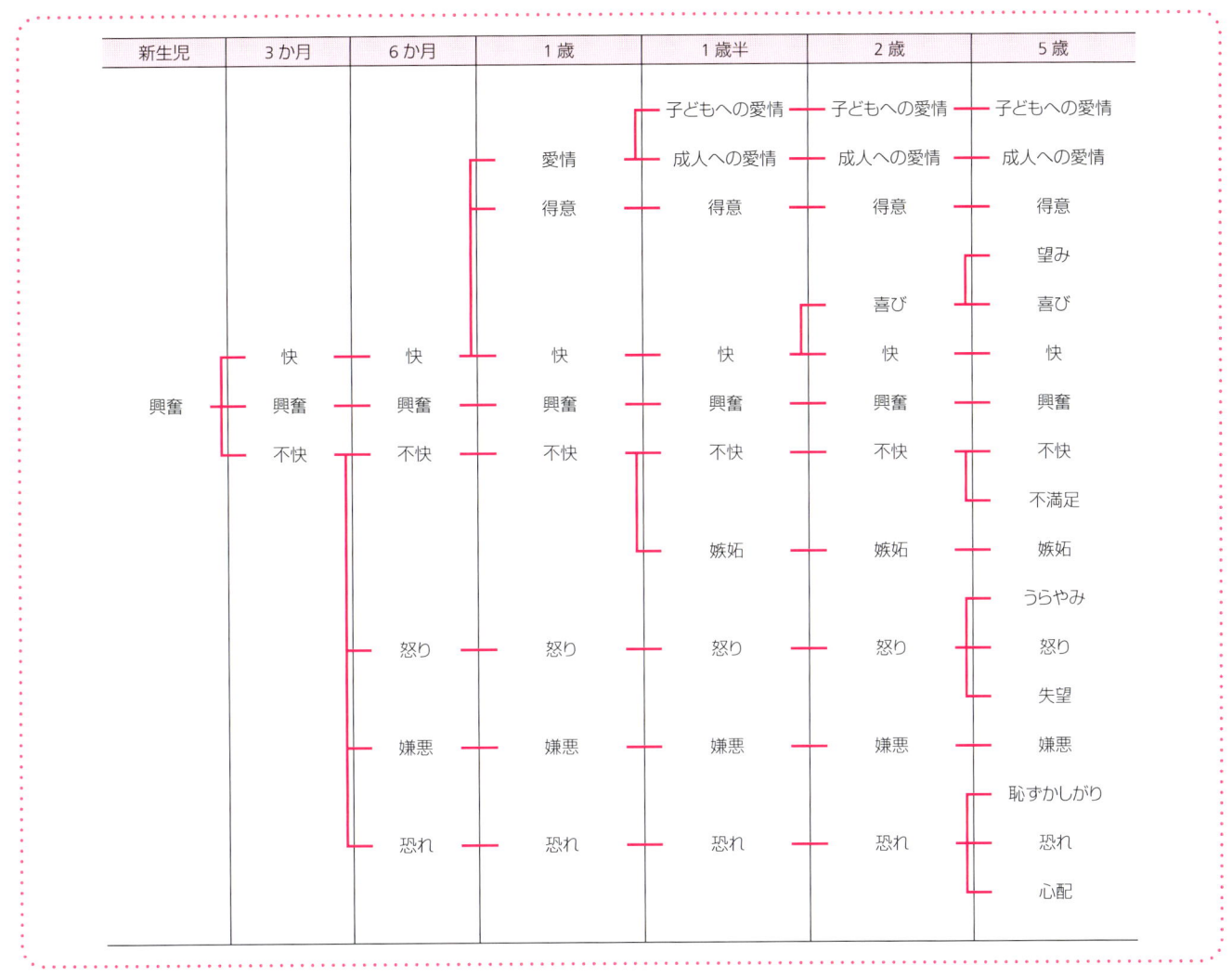

新生児	3か月	6か月	1歳	1歳半	2歳	5歳
				子どもへの愛情	子どもへの愛情	子どもへの愛情
			愛情	成人への愛情	成人への愛情	成人への愛情
			得意	得意	得意	得意
						望み
					喜び	喜び
	快	快	快	快	快	快
興奮	興奮	興奮	興奮	興奮	興奮	興奮
	不快	不快	不快	不快	不快	不快
						不満足
				嫉妬	嫉妬	嫉妬
						うらやみ
		怒り	怒り	怒り	怒り	怒り
						失望
		嫌悪	嫌悪	嫌悪	嫌悪	嫌悪
						恥ずかしがり
		恐れ	恐れ	恐れ	恐れ	恐れ
						心配

図1 情緒の分化図式（Bridges による）
(Bridges KMB. Child Development. 1932; 3: 324-41)[2]

　愛着行動のパターンはさまざまで，泣き，微笑み，声を発する，注視する，後追いや接近，抱きつきやしがみつき等，月年齢によっても表現方法が変わる．

　受診時の子どもは，体調不良や不快な情緒の状態というストレス下にあり，自身を守るために無意識の防御機制がはたらくため，愛着行動が普段よりも活性化しやすい．状況によっては，月年齢に相当しない幼い行動，いわゆる退行がみられる場合もある．これは単なる「甘え」の表現ではないため，このような行動をとるほど子どもは辛い状態にある，と理解してアセスメントする必要がある．その上で，子どもが置かれた状況に対して可能な限り対処し，より適切な行動をとれるように環境を整え，援助する必要がある．

3 認知発達

　認知とは，自身が持つ情報をもとに，事象を知覚してその情報を取り入れ，新たな情報として作り直したり，蓄積したりすることである．心理学者である Piaget の認知発達理論[3] は，子どもが自身の周りの事象・対象に働きかけ，それが「何なのか」について，自身の理解を作り直しながら対象の様々な特性を見つけていく活動とその発達プロセスが説明されている．子どもの認知発達の概要が捉えやすいため，小児看護では一般に活用されている．子どもが自身の置かれた状況について，なにを

表1 Piagetの認知発達

年齢	認知発達段階	特徴
0〜2歳	感覚運動期	感覚を通して外の世界をとらえる（見る，聞く，触れる）
2〜4歳	前操作期（象徴的思考）	ものをイメージできるようになる 概念は子どもの経験によって意味づけが異なる
4〜7歳	前操作期（直観的思考）	ものごとを分類する，関連づける ものと動きがつながる
7〜11歳	具体的操作期	見えるものの助けがあれば考えられる
11〜15歳	形式的操作期	経験していないことも考えられる

(Piaget J. La naissance de l'intelligence chez l'enfant. Delachaux et Niestle; 1936, 谷村 覚, 他訳. 知能の誕生. ミネルヴァ書房; 2006[3]) を参考に作成)

手がかりにして，どのように理解しているのかをアセスメントするときの手がかりになる．したがって，小児医療の現場で，特に非薬物鎮静の効果を上げるときの活用が有用である．

子どもにとっての救急医療の場を考えてみると，子どもは普段の生活とは全く異なる刺激と出会うことになる．まず，救急医療の場そのものが，子どもにとっては見慣れない場所であり，そこで見慣れない医療者に囲まれて診察や処置を受けることになる．医療施設独特の設備や物品といったハード面だけでなく，特徴的な音やにおいなども含め，子どもの全感覚が馴染みのないものにさらされる．診療の場そのものが，すでに恐怖の対象となると考えておくことも重要である（騒音，見慣れないものや人に対する恐怖）．加えて，子どもの視野にも注意を向ける必要がある．処置の場面の多くは，子どもは臥床した状態で上方から大勢の医療者に覗き込まれる．これは，日常的にはあまり体験しないまれな光景といえる．

以下，認知発達の段階ごとに，子どもの理解の特徴を概説する[3] 表1．

(1) 第1段階：感覚運動期

0歳から2歳ごろまでの時期で，身体活動と感覚を通して周りの環境を知っていく段階である．視覚，聴覚，触覚といった感覚器官を通して，つまり，見る，聞く，触れることによって，外界をとらえていく．

図1 と併せてみると，たとえば，処置や検査で馴染みのないものを見たり聞いたりすることで，不快や嫌悪，恐れを導く可能性があることがわかる．心地よい音や声によるディストラクション（五感を刺激することにより，処置や検査による刺激から子どもの注意・関心を逸らす方法 ☞第6章-3）が効果を発揮する月年齢でもある．1歳前後以降であれば，親が処置室から出る（親から離される）ことから，何かが起こることを察知する．そこでの，突然の処置や痛い体験は恐怖心の増強を招く可能性がある（思いがけない動き，痛み，人の怖がる様子に対する恐怖）．

さらに，この第1段階は，次のように6段階に細分類されるので参照されたい．

①反射を使用する段階（生後から1か月ごろ）

生得的な反射による行動がほとんどである．

②最初の獲得性の適応段階（1〜2か月ごろから3〜6か月ごろ）

偶発的に指をしゃぶる体験に出会い，それを繰り返そうと試みる．そして，何度も失敗をしながら，吸う行為と指を口に持っていくという行為を結びつけて，指をしゃぶる，という行動を獲得する．

③目的志向で行動する段階（3〜6か月ごろから8〜9か月ごろ）

外界で興味をみつけ，それを再現しようという目的を持って行動する．

④獲得した行動を新しい状況に適応する段階（8〜9か月ごろから10〜12か月ごろ）
　手段と目的を協応させ，目的を達成するために，複数の行動を結びつけて行動する．
⑤試行錯誤して新たな手段を発見する段階（8〜9か月ごろから10〜12か月ごろ）
　様々な行動がどのような結果を導くのかを繰り返し実験し，得られた結果を観察することで，新しい手段を見つける．
⑥思考の始まりの段階（13〜18か月ごろから2歳ごろ）
　実際に実験を繰り返すのではなく，心的にイメージして新しい手段を考え出す．

（2）第2段階：前操作期
①象徴的思考（2歳ごろから4歳ごろ）
　もののイメージ化ができるようになるため，箱を車に見立てて遊ぶなど，頭の中で自由に思い浮かべた活動が活発になる．言語の獲得によりコミュニケーションが可能になるが，ことば通りに理解し，比喩的な表現は通じないため，誤解を生じない表現で説明する必要がある．
②直観的思考（4歳ごろから7〜8歳ごろ）
　ものごとを論理的にはとらえられず，直観的に判断する．他者の立場に立った思考はできない（自己中心性）．自身から見えているものが子どもの世界のすべてのため，本人の視点で見聞きするものはなにかを把握して関わる必要がある．

（3）第3段階：具体的操作期（7歳ごろから11歳ごろ）
　具体的に理解できる範囲であれば，論理的な思考ができ，ものごとを体系立てて考えられるようになる．処置や検査の説明の場合，使用する物品の実物や模型などを使用する，イラストや画像，動画などを活用することで，理解が可能になる（プレパレーションと呼び，今後経験することについて子どもに必要な情報を，状況や発達，理解度に合わせてわかりやすく伝えることで，子どもの心の準備をサポートすること ☞第6章-3）．

（4）第4段階：形式的操作期（11歳ごろから成人）
　経験していないことであっても，仮説を立てて，演繹的に考えてものごとを推理することができる．思考の対象が命題となるため，様々な状況を想定して考えることが可能となる．

4 感覚の過敏性

　子どもの成長発達には個人差がある．単に月年齢だけで判断するのではなく，患児の特性をつかみ，アセスメントする．ここでは子どもの**感覚**を中心に示す．
　病院での，特に検査や処置に関連して発生する，各感覚情報は，子どもにとって不快な感覚に繋がりやすく，これまでの生活では経験がない感覚刺激も多い．特に聴覚刺激や皮膚刺激は，不快を超えた恐怖にもつながる恐れがある．たとえば，子どもが処置を嫌がるとき，その状況と子どもの言動からできる限り要因を探り，刺激を減らす，ディストラクションにより興味を他に向けるなど，子どもの感覚が刺激の要因に集中しないよう関わるなどの工夫が必要である．加えて，処置の前にあらかじめ親から普段の様子と対処方法について聞き取り，処置時に活用することもできるだろう．とりわけ，不定型発達の子どもの場合は注意を要するが，定型発達の子どもであっても，特定の感覚刺激への反応が過敏である可能性を意識しておく．

【参考文献】
1) 日本小児看護学会, 監修. 小児看護事典. へるす出版; 2007.
2) Bridges KMB. Child Development. 1932; 3: 324-41.
3) Piaget J. 谷村　覚, 浜田寿美男, 訳. 知能の誕生. ミネルヴァ書房; 2006.

2. 鎮静が必要な処置の状況・程度

　2013年に「MRI検査時の鎮静に関する共同提言」がなされて以降, 薬に頼らないMRI検査に関する報告が増えてきている. 2020年共同提言改訂において「薬に頼らない鎮静」が追加され, 一部の患者では薬剤を使用しない鎮静も選択肢となりえる[1], と記載されている. 救急外来や病棟での処置において, 内容, 時間, 子どもの特性, 環境の調整, 医療者の関わり, プレパレーションなどにより, 子どもが処置時の痛みを受容できる可能性がある. 非薬理学的な鎮静を行う際には, 不安を解消し精神的トラウマが残らないように最大限に配慮する必要があり, そのためには処置に関わる医療者, 保護者との密な連携が必要である.

1 非薬理学的介入が適応となる処置の状況・程度

　国際疼痛学会「痛みの定義」が2020年改訂され, 痛みは, 組織の実質的あるいは潜在的障害にもとづいて起こる不快な感覚・情動体験, またはそれに類似した不快な感覚・情動体験である[2]. と述べられ, また過去の痛みの経験は子どもの不安を増大させ, さらに不安や恐怖は痛みの閾値を下げる要因であるといわれている[3]. よって痛みの感じ方や痛みの受容の程度は, 処置を受ける子どもによって異なるため, 前述で述べた発達段階や病状, 精神状態などを評価する必要がある. そのため痛みに関する子どもの表情やしぐさなどを観察し, 痛みの程度や感じ方を感じとり, それに合わせて対応していくことが大切である.

（1）処置時間の長さ

　非薬理学的介入が適応となりうる処置時間については, 外科的処置（小切開や小縫合）が, 局所麻酔での鎮痛で処置ができること, プレパレーションやディストラクションなどの介入によって, 子どもの意識が集中できる時間が適応となる. また, その際には, 鎮静のための静脈路確保など侵襲的処置による苦痛と, 外科的処置にかかる時間を比較し, 不安や苦痛を最小限にできる方法を考慮する.

（2）必要な鎮静の程度

　実施する処置の内容や痛みがどの程度伴うのか, 鎮痛を行うことによりどの程度軽減できるのかを把握する. また, 処置の部位や子どもの年齢・成長発達を考慮し, 処置時に必要な時間を予測し, 医療者の人員確保や保護者の協力がどの程度得られるかを確認する. 子どもの不安や恐怖, 過去のネガティブな経験により処置時の安静が保たれずに処置時間が遅延することが予測される場合には, 処置前の鎮静の必要性の評価を行う. 処置の際も, 侵襲の程度や子どもの表情や体動, 言葉などから精神的ストレス, 苦痛を継続的に評価し必要な介入を行う.

【参考文献】
1) 日本小児科学会, 日本麻酔科学会, 日本小児放射線学会. MRI検査時の鎮静に関する共同宣言. 日本小児科学会雑誌. 2020; 124: 788.
2) 余谷暢之. 痛みの客観的評価. 小児内科. 2018; 50: 1042-6.
3) 寺西英人, 他. 痛みがもたらす変化. 小児内科. 2018; 50: 1038-41.

3. 方法

　救急外来を受診する子どもと家族の特徴として，①突然の出来事，②子どもの準備性が低い，③見慣れない環境，④初対面の医療者など不安や恐怖が強い．また，医療者側からみると，①ケアに費やせる時間が短い，②タイミングや場所が選べない，③子どもとの信頼関係が未構築であることが挙げられる．そのため，短期間のうちに子どもとの信頼関係を構築し，痛みや不快を感じる処置を共に乗り越えられるような関わりが必要となる．その技法としてプレパレーションやディストラクションがある．

　プレパレーションとは，治療や検査を受ける子どもに対し，その子どもの認知発達に応じた方法で病気，入院，手術，検査その他の処置について説明を行い，子どもや親の対処能力（頑張ろうとする意欲）を引き出すような環境および機会を与えることである[1]．発達段階の評価にはPiagetの認知発達理論やエリクソンの心理社会的発達理論が参考とされている．

　プレパレーションは入院・来院する前から始まり，入院・帰宅後も継続的に行われるものであり，そのケアプロセスは5段階に分けられている[1]　表2．

　以下に，プレパレーションとディストラクションの年齢別具体的な方法を含めて解説する．

1 プレパレーション

　プレパレーションは今後経験することについて子どもに必要な情報を状況や発達・理解度に合わせてわかりやすく伝え，子どもの心の準備をサポートすることである．また一方的な情報提供だけではなく，子どもの反応や表出を観察し子どもの思いや不安に寄り添いながら，乗り越えるための対処方法を一緒に考えることがプレパレーションの重要な要素である．

　0〜2歳では，言語的コミュニケーションによるプレパレーションは難しいが，医療機器や医療スタッフに慣れてもらうことで，安心感や周りの世界への信頼を促す方法が取り得る．またこの時期の子どもにとって．保護者の存在は社会的愛着の発達に必要不可欠であり，そうした存在の保護者に対して処置や検査について説明し協力を得ることも，プレパレーションの一技法に挙げられる．

　3歳前後からは，対象や出来事を覚え，それらを想起する能力が高まり，時間の知覚力も発達する．また感情表現や会話能力も向上し，医療者との双方向のやり取りが可能になるため，プレパレーションが成立しやすいと言われている．自己中心的思考が強く，経験することで物事を理解する傾向にあるため，実際に医療機器で遊びながら，普段の生活で使っている言葉や体験に基づいた簡潔なプレパレーションを行うのが有効である．

　6歳以降からは，徐々に理論的な考え方ができるようになる．プレパレーションでは，実際の医療

表2 プレパレーションの5段階

第1段階	来院前・来院時（看護師，両親からの情報）
第2段階	入院・処置のオリエンテーション（アセスメントおよびアプローチ方法の検討）
第3段階	プレパレーション
第4段階	ディストラクション
第5段階	処置後の遊び

（田中恭子．小児保健研究．2009；68：173-6[1]）を参照して作成）

機器に触ってリハーサルを行うことで，理解や受容を促す．また，処置や検査を行う理由や見通しに加え，適切な選択肢を提示することによって子どもの主体性を引き出すことで，自己肯定感の向上を促すことにつなげることもできる．

2 ディストラクション

ディストラクションとは，処置や痛みだけに意識を集中させないよう，五感を刺激して子どもの注意・関心をほかに逸らす非薬理学的介入の1つである．コクランレビューでは，2歳から19歳の患者においてディストラクションが穿刺処置時の疼痛を軽減する有効な方法として報告している[2]．また，ディストラクションの有効性について，乳幼児の採血や注射時における痛みや恐怖感を軽減する様々な報告がある[3,4]．効果的なディストラクションとして，子どもの発達段階に応じて様々な方法があり，以下に示す[1,5] 表3 表4．

表3 年齢に合わせたツールの活用

	認知発達	認知発達の特徴	使えるツール例
0～2歳	感覚運動期		音の出るおもちゃ，動画など
2～4歳	前操作的思考期 象徴的思考	言葉を獲得する	子どもの好きな人形，動画など
4～7歳	前操作的思考期 直感的思考	知覚されたことに左右され直感的に捉える	動画など
7～11歳	具体的操作期	因果関係への理解が進み，論理的に考えられるようになる	実際のもの，動画など

(道又元裕，監修．重症小児患者ケアガイドブック．総合医学社；2018. p.222[5] を参照して作成)

表4 ディストラクション：様々なテクニック

視覚的刺激	鏡を見せる，飛び出す絵本，動くおもちゃなど
聴覚的刺激	冗談，音楽，音の出るおもちゃなど
触覚的刺激	人形，タッチングなど
嗅覚的刺激	アロマセラピーなど
創造的遊び	動画，会話など
その他	抱っこなど

(田中恭子．小児保健研究．2009；68：173-6[1] を参照して作成)

ディストラクションは，知覚統合が未熟である乳幼児にとっては最も効果的な非薬理学的ペインコントロール方法とされている[1]．この時期の子どもには，やさしい声で話しかけ，できる限り身体の自由を奪わないような固定をすることや，五感を通した感覚的なツールなどが効果的である．また，その他の方法として，乳児に対して侵襲的な処置を行う場合，おしゃぶりや乳首を口に含ませながら処置を行うことで比較的安静を保てた実経験もあり，有効ではないかと考える．また，侵襲的処置を行う体位についても，可能であれば抱っこや寝転んでするなどの選択肢を提示し，子ども自身に選んでもらうことも効果的である[3,6]．

幼児期後期からの子どもは，ある程度の因果関係への理解が進み，対処できる認知発達がみられるため，実際に使用する物品や器具を見せたりすることも効果的である．また，絵本や好みの動画などを見ながら行う方法や一緒に数を数えて後どれくらいで終わるのか先の見通しが見える関わり方や呼吸法などリラクゼーション法を用いる方法もある．救急外来では，児の好みにあったキャラクターやおもちゃなどがない場合があるが，もし可能であれば，お気に入りのおもちゃ，ぬいぐるみ，タオルや動画など，視覚・触覚・嗅覚的に刺激のあるものを使用することも考慮する．

ただし，子どもによっては処置の場面を見るなど視覚的な情報を得ることや実況中継的に説明しながら処置をすることで不安を軽減できる子どももいる．そのため，救急外来受診時から子どもの理解度や成長発達状況，処置までの時間やタイミングなどを細やかに観察・アセスメントし，子どもの状況に合わせて処置前後にディストラクションを行うなどの工夫も重要である．

子どもの検査や処置の保護者の同席に関しては，保護者が付き添った子どもは早期から緊張感が軽減でき，恐怖心や痛みのコントロールに有効である[6,7]．また，保護者自身も処置中に子どものそばで一緒にいたいことを望んでおり，子どもを励ましたいと考えているという報告もある[8]．そのため，検査や処置の内容や，子どもの置かれている状況や保護者の考え方などにもよるが，可能であればできるだけ保護者の同席も考慮する．

多職種との協働に関して，わが国の現状では，救急外来専属のチャイルド・ライフ・スペシャリスト（以下，CLS）の配属は難しく，共に協働する場面はあまりないと思われる．しかし，看護師とCLSとの協働の可能性に関して，医療者に迅速な対応が求められる場面では，看護師が'頑張ることがある'と伝えることに重点を置いたプレパレーションを行い，その後，CLSが子どもの気持ちに寄り添いながら対処方法を提案したり，遊びを通した感情の表出やコントロールを促す介入などが考えられる[9]．

子どもに行うプレパレーションの一連のケアプロセスは，誰か1人で実施できるものではない．そのため，日ごろから子どもと家族に関わる医療者は，子どもの成長発達や置かれている状況などを理解すること．また，ケアプロセスの目的と意図を共通認識する必要がある．それをもって，子ども一人ひとりにあった方法をチームで検討し，個別性に応じたアプローチを行うことが重要である．

3 参考：プレパレーションの例

第1段階【来院時】

1. 子どもとの初対面の場面（トリアージの段階）から，子どもとの信頼関係を築く一歩として，子どもとの距離（物理的・心理的な距離）を図りながら自己紹介を行う．
2. 診察までの間や診察の中で，子どもと両親との会話や，子どもの服装などから子どもが好きなキャラクターなどの好み，性格などについての情報収集を行う．

第2段階【処置に向けてのアセスメントと準備】

3. 処置・検査の前に子どもと遊び（人形やおもちゃ，声かけなど）を通して信頼関係の構築に努め，子どもの年齢，成長発達，認知発達の側面に合わせて，「子どもがこれから起こることを理解できる」かつ子どもに頑張ってもらいたいことをわかりやすい言葉で正確かつ誠実に伝える．
4. 子どもが泣いたり，「嫌だ」という感情を表出した際には，納得を得ようと関わるのではなく，「表出した感情をありのまま受け止める」よう，子どもが言った言葉を復唱したり，相槌を打ったりしながら積極的に傾聴に努め，子どもの気持ちを尊重し，覚悟ができる時間を待つ．
5. 子どもと保護者にどのような方法（ツールの使用や体位など）で検査・処置を行うか選択肢を提示し，選択してもらう．
6. 保護者の同席について子どもと保護者に確認する．
7. 保護者の同席がある場合，保護者に協力してもらいたいこと（例：気が紛れるよう常に声をかけて頂きたいことなど）と子どもにとっての目指すべきゴール（例：泣いてしまわないようにすることが目的ではなく，あくまで子どもにとって自分なりに頑張れたと思えるように関わることを目指したいこと）を説明する．

8. 得られた情報について医師と情報共有する．また，子どもの集中力は長く持たないことが予想されるため，処置などが最短で終えることができるよう，事前に必要とされる物品などは過不足なく準備しておく．

第3・4段階【プレパレーション，ディストラクション】

9. 何が起こるのか，どんな感じがするのか，どんなことをしてほしいのかを処置と同時進行で説明し，これから起こることを予測的・実況中継的に伝える（処置中におけるプレパレーション例）．
10. 処置や検査の間，子どもに声かけを行いながら，処置以外のことに意識が向くように声かけやタッチング，動画などを用いながら行う（処置中におけるディストラクション例）．

※医療者は，処置や検査の手技が終了したところが処置の終わりと考えやすいが，子どもにとってのケアの終了は医療者の考えとは一致しないことを留意し，集中力が途切れないように関わる．
※子どもが処置中に言った言葉や感情の表出に対して，復唱したり，相槌を打ったりしながら積極的に傾聴し，感情を受け止めるよう努める

第5段階【処置後の遊び】

11. 処置や検査終了後，医療者，親と共に子どもの頑張りをねぎらい褒め，子ども自身が「自分で頑張った」と思えるように関わる．また，ご褒美シールなどを活用し，頑張ったことを形にして，医療者と子ども，親と共有したり，おもちゃ，動画などのツールを使いながら気を紛らわし，不安や恐怖心に対するアフターケアを行う．

【参考文献】
1) 田中恭子．プレパレーションの5段階について．小児保健研究．2009；68：173-6.
2) Birmie KA, Noel M, Chambers CT, et al. Psychological interventions for needle-related procedural pain and distress in children and adolescents. Cochrane Database Syst Rev. 2018；10：CD005179.
3) 金子俊枝，他．小児の採血時における抑制方法の検討−馬乗り法と抱っこを比較して．第26回日本看護学会集録（小児看護）；1995. p.246-8.
4) 松林みのる，他．小児科外来における静脈穿刺時の疼痛緩和に関する研究−万華鏡を用いた試み．小児科臨床．2003；56：p.277-80.
5) 道又元裕，監修．重症小児患者ケア ガイドブック．総合医学社；2018. p.222.
6) 藤田孝子．乳幼児の採血場面の保護者の抱っこディストラクションを導入した効果について．日本看護学会論文集，小児看護，第44回；2014. p.18-24.
7) 平田美紀．母親が付き添った場合の幼児前期の子どもの採血に対する対処行動の分析．聖泉看護学研究．2012；2：51-7.
8) 岡崎裕子．採血・点滴を受ける幼児のプレパレーションにおける親の参画に関する親の意識．小児看護学会誌．2011；20：33-40.
9) 桑原和代．看護師とチャイルドライフ・スペシャリストのプレパレーションにおける介入の違いに関する文献検討．日本小児看護学会誌．2013；22：109-15.

Column　処置中の保護者の付き添いについてどう考えるか？

　子どもに対する侵襲的処置の際の保護者の付き添いは，小児医療従事者にとっての倫理的課題である．全国の小児入院施設を対象とした処置の際の付き添いについての実態調査が2005年に実施され[1]，その報告の中で採血，および点滴の血管確保に際して保護者が同席していないと回答した施設は65.3%，腰椎穿刺，骨髄穿刺については92.2%と報告されている．

　子どもの医療処置中の保護者の付き添いについては，検討すべき点を分けて考える必要がある．

1．子どもの権利を守る意味で大切にすべきことは何か？

　「児童の権利に関する条約（子どもの権利条約）」は子どもの基本的人権を国際的に保障するために定められた条約である．1989年の第44回国連総会において採択され，日本は1994年に批准した．子どもの最善の利益の保証（第3条），親と引き離されない権利（第9条），意見を表す権利（第12条）などが定められており，子どもに関わる医療従事者にとっても重要な内容である．

　これを受けて日本看護協会は1999年に小児看護領域の看護業務基準を策定した．子どもと保護者が権利主体であることが明記されており，子どもはいつでも家族と一緒にいる権利を有しており，看護師はこれを保証しなければならないこと，などが記されている[2]．

　また日本小児科学会も2022年に「医療における子ども憲章」を発表しており，病院などで親や大切な人といっしょにいる権利，を明確にしている．

　子どもや保護者の権利の観点から，処置中も同席が可能な環境を提供するための努力が求められる．

2．処置に付き添う保護者の心理的反応は？

　医療従事者は処置に際して家族の付き添いを避ける理由として，家族の動揺（86.1%），患児が甘えて不安定になる（48.9%），医療行為の妨げ（70.1%）などを挙げている[1]．

　児の泣く様子や，侵襲的処置自体を目にすることは保護者にとってショックな場面であり，保護者が望まない可能性があると考える医療従事者もおり，実際に，処置中の子どもの姿をみることがつらいと感じた保護者の報告もある[3]．しかし，多人数アンケート調査では保護者の多くが処置に付き添いたいと回答し，付き添った保護者の群では児が怖がった，泣いたとの回答が少なかった[4]．

　また母親が採血に同席することで，母親自身の不安，ストレスが軽減した報告もある[5]．同席が難しいと感じる場合には，離れることができる環境を用意した上で保護者が付き添うことは，保護者自身にとってもよい心理的反応をもたらす可能性がある．

3．処置に際した保護者の付き添いは，子どもにとってどのような意味や効果があるか？

　保護者がそばにいることで，泣く，暴れるなどの行為が減少することや，緊張が減ることは数多く報告されている[6-8]．付き添う保護者へ，あらかじめプレパレーションの技法を伝えるといった支援を行うことで，保護者の付き添いはさらに効果的になる[8,9]．

　また，子どもに代わって気持ちを代弁することも保護者の重要な役割である[10]．

　臨床現場に際しては，子どもの発達段階や理解度，病状の程度，処置の侵襲性・難易度，保護者の希望や心理的状態，医療従事者のマンパワー，病院設備など状況・環境に応じた総合的な判断を要し，個別性が高い．子どもが安心して処置を受けることができるのであれば，鎮静の必要性が低下する可能性を示唆する報告もある[11]．人権への配慮のみならず，スムーズな処置の実施に保護者の付き添いがよい効果をもたらす可能性も意識し，一律に保護者を遠ざけるのではなく，可能な限り処置に際して付き添える環境を整備する努力が望まれる．

【参考文献】

1) 鈴木恵理子, 小宮山博美, 宮谷 恵, 他. 小児の侵襲的処置における家族の付き添いの実態調査. 日本小児看護学会誌. 2007; 16: 61-8.
2) 清水称喜. 採血では親に付き添ってもらうほうがよいか？ In: 真鍋 淳, 上村克徳, 編. 小児科研修の素朴な疑問に答えます. メディカルサイエンスインターナショナル; 2008. p.286-8.
3) 平田美紀, 古株ひろみ, 川端智子. 2歳未満の子どもの採血に付き添う体験をした母親が抱く思い. 日本小児看護学会誌. 2015; 24: 1-9.
4) 大浦早智, 仲村美津枝, 儀間繼子. 痛みを伴う処置を受ける際の付き添いに対する保護者の認識. 名桜大学総合研究. 2013; 22: 41-6.
5) 流郷千幸, 古株ひろみ, 平田美紀. 幼児前期の子どもが受ける採血に同席する母親のストレス. 聖泉看護学研究. 2013; 2: 1-8.
6) Matziou V, Chrysostomou A, Vlahioti E, et al. Parental presence and distraction during painful childhood procedures. Br J Nurs. 2013; 22: 470-75.
7) Egberts MR, de Jong AEE, Hofland HWC, et al. Parental presence or absence during paediatric burn wound care procedures. Burns. 2018; 44: 850-60.
8) Ryugo C, Hohashi N. Effects of nursing interventions on parents of children who had blood drawn: Enhancing parents' sense of efficacy of support and reducing stress in parents and children. J Jpn Soc Nurs Health Care. 2008; 10: 8-19.
9) 吉田美幸, 鈴木敦子. 検査・処置を受ける幼児後期の子どもが必要としている母親の関わり. 日本小児看護学会誌. 2009; 18: 51-8.
10) 橋本ゆかり, 杉本陽子. 静脈麻酔下で髄腔内注入を受ける小児がんの子どもの認知に影響を及ぼす医療者の関わり. 日本小児看護学会誌. 2007; 16: 33-9.
11) 仲岡英幸, 中村太地, 五十嵐登. 年齢・発達に応じた外来処置時のプレパレーションに関する検討. 小児科臨床. 2013; 66: 964-8.

〈杉澤由香里　西田志穂　加久翔太朗　藤原健太〉

第7章 具体的な処置・検査例

1. 創傷処置

> **【症例】2歳男児**
> 主訴：前額部の裂創
> 現病歴：公園のジャングルジムで遊んでいるときにバランスを崩して落下した．
> 　　　　目撃あり．意識消失なく啼泣した．高さは約70 cm程度．
> 　　　　前額部以外の外傷はなく，自家用車で救急外来を受診した．
> 既往歴：特記事項なし
> 健診歴：発達の遅れなし
> 内服歴：なし
> アレルギー：なし
> 最終飲食：飲水1時間前，食事は3時間前
> 身体所見：身長90 cm，体重10 kg，意識晴明，バイタルサインは正常，体温36.8℃
> 　　　　　前額部に長径5 cmの骨膜に達する裂創，止血済み，その他の外傷なし

【鎮静リスク】 基礎疾患や全身疾患はないが，2-4-6ルール ☞第2章-1 は満たしていない．

【鎮静の禁忌】 該当なし，バイタルサインは正常でASA分類Ⅰ（健康な児）に該当（☞第2章-1 表2）．

【鎮静の目的】 縫合に伴う鎮痛と不安軽減

【鎮静の方法】 局所麻酔と非薬物学的なアプローチ，安静が保てない場合は鎮静薬を併用

【鎮静の深さ】 軽度鎮静から状況により深鎮静

【鎮静の実際】 人員の確保は最低2名：処置の実施者と介助者
　モニタリング：覆布や局所麻酔を使用する場合はパルスオキシメーター
　鎮静薬を使用する場合はカプノグラフィー，心電図，血圧計
　　例1）プレパレーション/ディストラクション（事前説明やDVD鑑賞など）
　　　　＋1％リドカインで局所麻酔
　　例2）プレパレーション＋鎮静薬＋局所麻酔
　　　　プレパレーションの後にケタミン1 mg/kg/回を静脈投与
　　　　その後1％リドカインで局所麻酔
　　　　必要に応じてケタミン0.5～1 mg/kg/回を追加投与

【鎮静中の留意点】
- 発達や意識レベルに応じたプレパレーション/ディストラクションを適宜行う
- 覆布による視覚情報の制限があるため定期的に直接観察を行う
- 処置に使用するハサミや鑷子などを患者の視界にいれないように配慮する
- 嘔吐に備え，吸引を準備しておく

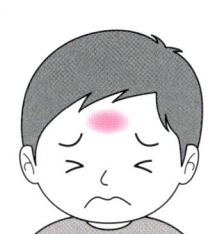

2. 腰椎穿刺（急性脳症疑い時の腰椎穿刺）

【症例】7歳女児
主訴：発熱と異常言動
現病歴：前日から40.0℃の発熱があり，就寝中に突然，意味不明の言動があった．20分ほどで落ち着き就寝した．翌朝から異常言動があり，興奮状態で改善がないため救急外来を受診した．
既往歴：気管支喘息（定期薬なし，最近の発作なし）
健診歴：発達の遅れなし
内服歴：解熱薬（アセトアミノフェン）のみ
アレルギー：ハウスダスト
最終飲食：飲水6時間前，食事は8時間前
身体所見：身長120 cm，体重20 kg，意識JCS1-3，E4V3M5，興奮あり，体温39.8℃，血圧100/60 mmHg，脈拍110回/分，呼吸数24回/分，SpO_2 99%，瞳孔径左右差なし，対光反射：迅速，項部硬直なし
頭頸部・胸部・腹部の診察で異常所見なし
頭部CT：明らかな異常所見なし

【鎮静リスク】意識障害で疎通や協力が困難，喘息は安定，2-4-6ルールは満たしている ☞第2章-1．
【鎮静の禁忌】該当なし，ASA分類Ⅱ（軽度の全身疾患）に該当（☞第2章-1 表2）．
【鎮静の目的】処置に伴う体動の抑制と鎮痛
【鎮静の方法】鎮静薬と局所麻酔を併用
【鎮静の深さ】中等度鎮静，必要に応じて深鎮静
【鎮静の実際】人員の確保は最低3名：処置の実施者と鎮静担当者，介助者
　モニタリング：カプノグラフィー，パルスオキシメーター，心電図，血圧計
　　例1）鎮静薬＋局所麻酔
　　　　ミダゾラム0.2 mg/kg/回（4 mg）で導入＋1%リドカインで局所麻酔
　　　　ミダゾラムは必要に応じて0.1 mg/kg/回（2 mg）を追加
　　例2）鎮静薬＋局所麻酔
　　　　ケタミン1～1.5 mg/kg/回（20～30 mg）で導入＋1%リドカインで局所麻酔
　　　　必要に応じてケタミン0.5～1 mg/kg/回（10～20 mg）を追加投与

【鎮静中の留意点】
- 意識障害や興奮状態であるがプレパレーションはできるだけ実施する
- 処置前後の転倒・転落リスクが高く十分な人員を確保する

3. 血管確保（心筋炎疑いの動脈ライン確保）

【症例】10歳男児
主訴：活気の低下，嘔吐，腹痛
現病歴：数日前から微熱が続き活気が低下していた．
　　　　前日に嘔吐と腹痛があり，かかりつけ医を受診して胃腸炎と診断された．
　　　　当日朝から著明な活気の低下と倦怠感がひどく自家用車で救急外来を受診した．
既往歴：特記事項なし
健診歴：発達の遅れなし
内服歴：制吐薬と整腸剤
アレルギー：なし
最終飲食：飲水3時間前，食事は10時間前
身体所見：身長140 cm，体重30 kg，傾眠傾向（JCS 10），体温39.8℃
　　　　血圧80/50 mmHg，脈拍130回/分，呼吸数28回/分，SpO$_2$ 94%，
　　　　活気なし，顔色不良，頸静脈怒張あり，心音Ⅲ音聴取，gallopリズム
　　　　呼気性喘鳴とcoarse cracklesを両側聴取，肝臓4〜5 cm触知，末梢冷感

【鎮静リスク】 全身状態は不良，ASA分類Ⅲ（高度の全身疾患）（☞第2章-1 表2），2-4-6ルールは満たしている ☞第2章-1．

【鎮静の禁忌】 該当あり（バイタル不安定）

【鎮静の目的】 動脈ライン確保のための主に鎮痛

【鎮静の方法】 局所麻酔と非薬物学的なアプローチ，安静が保てない場合は全身麻酔を検討

【鎮静の深さ】 鎮静なし

【鎮静の実際】 人員の確保は最低3名：処置の実施者と介助者，専従の監視者を配置する
　モニタリング：パルスオキシメーター，心電図，血圧計
　　例）プレパレーション＋1％キシロカインで局所麻酔

【鎮静中の留意点】
- 時間的に可能な範囲でプレパレーションを積極的に行う
- バイタルが不安定で処置中に急変リスクがあり専従の監視者を配置する
- 安静が保持できない場合は，安全のため全身麻酔の導入後を検討する

〈久我修二　梅野直哉　舩越拓　木下正和　林卓郎〉

索 引

【あ行】

亜酸化窒素	38, 39
アレルギー	50
移動時の人員	54
移動時の物品	54
嘔吐	5
嘔吐リスク	7

【か行】

覚醒遅延	53
合併症	46, 49
合併症の対応	51
患児のリスク	57
観察	56
監視場所	56
機械的モニタリング	17
帰宅	58
帰宅・退院基準例	58
帰宅指示書	61
帰宅時の説明	59
拮抗薬	52
気道	1
気道抵抗	2
気道浮腫	2
気道閉塞リスク	7, 9
機能的残気量	3
救急カート	17
牛乳	10, 11
局所麻酔中毒	43
記録	19
記録用紙	20
緊急処置	46
区域麻酔	43
経口摂取制限	10
軽度鎮静	47
ケタミン	36
喉頭痙攣	50, 51
誤嚥	10
誤嚥リスク因子	6
固形物	11
困難気道リスク	7, 9
コンパートメントモデル	28

【さ行】

再鎮静	60
酸素化予備能	3
酸素ボンベ	55
残存神経ブロック	60
事後の遊び	62
自己膨張式バッグ	55
循環	4
上気道閉塞	51
状態評価	7
情緒の分化	64, 65
処置後のケア	56
処置のリスク	57
徐脈	5
人員物品	16
人工乳	10, 11
浸潤麻酔	42
心身障害児の痛み	14
身体診察	8
身体的評価	17
深鎮静	47
心拍数の正常範囲	4
推奨モニタリング	19
清澄水	10, 11
説明と同意	23
説明と同意の書面（帰宅後）	26
説明と同意の書面（救急外来）	25
説明内容	23
全身麻酔	47

【た行】

退院	58
退室基準	59
チェックリスト	46
知的障害児の痛み	14
中等度鎮静	47
鎮静	31, 32, 33, 34, 35
鎮静深度	47
低血圧判断基準	5
ディストラクション	66, 70
デクスメデトミジン	32
投与経路	30
トリクロホスナトリウム	35

【な行】

ナロキソン	45, 52
年齢別痛みの評価	13
年齢別痛みの理解	12, 13

【は行】

肺胞換気	3
バックアップ体制	21
バルビツール酸	34
必要な技能	22
必要な物品	18
ヒドロキシジン	40
非薬理学的介入	64
表面麻酔	42
フェンタニル	44, 45
フルマゼニル	31, 53
プレパレーション	24, 62, 67, 69
プレパレーションの例	71
プロポフォール	33
閉塞性睡眠時無呼吸症候群	57
ペンタゾシン	41
抱水クロラール	35
母乳	11

【ま行】

麻薬	44
ミダゾラム	30, 31
モニタリング	16
モニタリングにおける留意点	48
モニタリングの方法	17
モニタリングの目的	16
モルヒネ	44, 45

索 引

【や行】

薬物動態	28, 29, 30
薬力学	29
有効治療域	29

【ら行】

流量膨張式バッグ	55

【数字】

2-4-6 ルール	10

【欧文】

ASA Physical Status Classification System（ASA 分類）	7
Faces Pain Scales（FPS）	13
FLACC pain scale	13, 14
hospital play specialist（HPS）	63
Modified Aldrete Score	59
Numeric Rating Scale（NRS）-11	13, 14
OSAS	57
Piaget の認知発達理論	65
post procedure play	62
revised-FLACC（rFLACC）	15
SAMPLE	7
Wong-Baker FACES Pain Rating Scale（WB-FPS）	13, 14

発　行	小児の鎮静・鎮痛ガイダンス　Ⓒ		
発　行	2024 年 2 月 1 日　　1 版 1 刷		

監　修	日本小児救急医学会
	医療安全委員会ワーキンググループ
編　集	山本英一
	新田雅彦
	久我修二
	林　卓郎
	平本龍吾
発行者	株式会社　中外医学社
	代表取締役　青木　滋
	〒 162-0805　東京都新宿区矢来町 62
	電　話　03-3268-2701（代）
	振替口座　00190-1-98814 番

印刷・製本／横山印刷(株)　　　　　　　　　〈KS・HO〉
ISBN 978-4-498-14590-0　　　　　　　　Printed in Japan

JCOPY　＜(社)出版者著作権管理機構 委託出版物＞

本書の無断複製は著作権法上での例外を除き禁じられています．
複製される場合は，そのつど事前に，(社)出版者著作権管理機構
（電話 03-5244-5088, FAX 03-5244-5089, e-mail: info@jcopy.
or.jp）の許諾を得てください．